Luka Ibrahim

Factores determinantes dos resultados do tratamento da tuberculose no Estado de Plateau

Luka Ibrahim

Factores determinantes dos resultados do tratamento da tuberculose no Estado de Plateau

Imprint

Any brand names and product names mentioned in this book are subject to trademark, brand or patent protection and are trademarks or registered trademarks of their respective holders. The use of brand names, product names, common names, trade names, product descriptions etc. even without a particular marking in this work is in no way to be construed to mean that such names may be regarded as unrestricted in respect of trademark and brand protection legislation and could thus be used by anyone.

Cover image: www.ingimage.com

This book is a translation from the original published under ISBN 978-3-659-85133-9.

Publisher:
Sciencia Scripts
is a trademark of
Dodo Books Indian Ocean Ltd. and OmniScriptum S.R.L publishing group

120 High Road, East Finchley, London, N2 9ED, United Kingdom
Str. Armeneasca 28/1, office 1, Chisinau MD-2012, Republic of Moldova, Europe
Printed at: see last page
ISBN: 978-620-3-59839-1

Conteúdo

Dedicação

Esta obra é dedicada às pessoas infectadas e afectadas pela tuberculose e às pessoas, grupos e organizações que se empenharam e ou os seus recursos na luta contra a doença.

Agradecimentos

Agradeço aos meus supervisores de projeto, os Drs. S. H. Idris e M. N. Sambo, e aos conselheiros residentes do programa de formação em epidemiologia de campo e laboratório da Nigéria, os Drs. Patrick Nguku e Lora Davis, por me terem apoiado durante o meu percurso académico. Esta tese, devo dizer, é a soma total de todos os seus esforços. Agradeço à equipa de controlo da TB do Estado de Plateau pela sua participação ativa na recolha de dados e ao Ministério da Saúde do Estado de Plateau por me ter concedido a licença para o estudo.

Agradeço sinceramente à minha mulher e aos meus filhos por me terem apoiado durante o estudo e a Deus Todo-Poderoso por me ter ajudado a concluir o curso.

Publicações baseadas neste trabalho

Publicações em revistas

1. Luka Mangveep Ibrahim et al Factores associados aos resultados do tratamento entre os doentes com tuberculose pulmonar no Estado de Plateau, Nigéria, 2011. Jornal de Ciências Médicas EUA-China 12 (2015) 172-179 doi: 10.17265/15486648/2015.04.005

2. Luka Mangveep Ibrahim et al. Factores associados à interrupção do tratamento entre os doentes com Tuberculose Pulmonar no Estado de Plateau, Nigéria. 2011. Revista Médica Pan-Africana. 2014; 17:78.

3. Luka Mangveep Ibrahim et al Conhecimento e atitude dos profissionais de saúde em relação aos doentes com TB sob observação direta do tratamento no estado de Plateau, Nigéria. Revista Médica Pan-Africana. 2014; 18 supp (1:8)

Publicações da conferência

1. Luka Mangveep Ibrahim et al.

Factores associados à interrupção do tratamento entre os doentes com Tuberculose Pulmonar no Estado de Plateau, Nigéria. 2011. 61st Conferência Anual do Serviço de Inteligência Epidémica Atlanta Estados Unidos da América 16th -20th abril de 2012.

2. Luka Mangveep Ibrahim et al.

Factores associados aos incumprimentos e ao insucesso do tratamento entre os doentes com TB pulmonar no estado de Plateau; Nigéria, 2011. 43rd conferência mundial sobre saúde pulmonar. Kuala Lumpur, Malásia: 15 de novembro - 19 de novembro de 2012.

3. Luka Mangveep Ibrahim et al.

Factores que determinam os resultados do tratamento entre os doentes com tuberculose pulmonar no Estado de Plateau, Nigéria, 2011. Simpósio Científico da Nigéria

Programa de formação em epidemiologia de campo e laboratório do CDC/Nigéria. Chida international hotel, Utako, Abuja Nigéria 27th - 28th fevereiro de 2013.

Lista de acrónimos

AIDS	Acquired Immune Deficiency Syndrome
AOR	Adjusted Odds Ratio
Cat 1	Category 1
Cat 2	Category 2
CU	Central Unit
DOT	Direct Observation of Treatment
DOTS	Directly Observed Treatment Short-Course
GHCW	General Health Care Workers
HBC	High Burden Country
HIV	Human Immune deficient Virus
ICCO	Inter-church Organization for Development Cooperation
KM	Kilometer
LGAs	Local Government Areas
LGTBLS	Local Government TB and Leprosy Supervisor
MDGs	Millennium Development Goals
MDR-TB	Multi-Drug Resistant TB
MO	Medical Officer
NTBLCP	National TB and Leprosy Control Program

OR   Odds Ratio
QAO   Quality Assurance Officer
RAD   Return After Default
STBLCO   State TB and Leprosy Control
            Officer
STBLS   State TB and Leprosy
            Supervisor
TB   Tuberculosis
TBLS   TB and Leprosy Supervisor
TI   Transfer in
WHO   World Health Organization
XDR-TB   Extensively Drug Resistant
            TB

Resumo

Antecedentes: A tuberculose (TB) é um problema grave de saúde pública a nível mundial. Apenas 22 países são responsáveis por 80% da carga de TB no mundo e a Nigéria, com uma incidência estimada de 133 casos por 100 000 habitantes, é um dos países com maior carga em África. O país utiliza a estratégia de tratamento diretamente observado de curta duração (DOTS) recomendada pela Organização Mundial de Saúde (OMS) para o seu controlo. Um dos elementos críticos da estratégia DOTS é a observação direta do doente a engolir o medicamento, pelo menos na fase intensiva da terapia. Os profissionais de saúde têm um papel estratégico para garantir que os doentes tomam o seu tratamento, incluindo a deteção imediata dos doentes que não tomam a medicação diária e o início do processo para a sua recuperação. O resultado do tratamento da tuberculose é um indicador indireto para a avaliação do desempenho do programa; um mau resultado do tratamento implica um programa de controlo falhado. A adesão dos doentes ao tratamento de longa duração é influenciada pelo doente, pelo programa e pelos prestadores de serviços. No estado de Plateau, o controlo da TB utilizando a estratégia DOTS teve início em 2001, mas as taxas de cura e de incumprimento mantiveram-se abaixo e acima dos objectivos previstos pelo programa nacional de controlo, respetivamente. Há falta de compreensão dos factores que determinam o resultado do tratamento no estado; além disso, não foi realizado nenhum estudo no estado sobre os factores associados ao resultado do tratamento da TB.

Este estudo explorou os factores que afectam o resultado do tratamento para ajudar o programa de controlo a planear e a orientar a intervenção para áreas problemáticas específicas, de modo a melhorar as taxas de cura no Estado e a atingir os objectivos nacionais para o país.

Método: Realizámos estudos transversais, utilizando listas de verificação e questionários estruturados para extrair informações sobre as caraterísticas clínicas, sociodemográficas e os conhecimentos dos doentes sobre a TB e a sua associação com o resultado do tratamento. Foi utilizado um questionário auto-administrado para extrair informações dos profissionais de saúde sobre as suas caraterísticas demográficas, formação e conhecimentos sobre os serviços de controlo da TB, incluindo a educação dos doentes e a prevenção do abandono do tratamento. Realizámos grupos de discussão com doentes com TB e profissionais de saúde. Efectuámos uma análise univariada, bivariada e multivariada utilizando o software epiInfo.

Resultados: Dos 378 pacientes entrevistados, 229 (60,6%) eram do sexo masculino; a média de idade foi de 37,6 ±13,5 anos. Setenta e um (18,8%)

interromperam o tratamento. O desfecho desfavorável do tratamento foi associado à interrupção do tratamento (OR 81,96; IC 95%: 10,61 - 633,03), à falta de conhecimento da duração do tratamento (AOR 18,48; IC 95%: 1,82 - 187,18), ao consumo de cigarros (AOR 23,89; IC 95%: 2,40 - 237,28) e à distância > 5 km do local de tratamento da TB (AOR 18,27; IC 95%: 1,82 - 187,18). Os doentes identificaram a longa distância e os custos de transporte para os locais de tratamento da TB, as visitas diárias à clínica e a atitude pouco amigável dos profissionais de saúde como os principais obstáculos à adesão ao tratamento da TB. Além disso, os profissionais de saúde identificaram a falta de formação sobre os serviços de controlo da TB, o que leva a uma educação deficiente dos doentes com TB, e as suas atitudes pouco amigáveis para com os doentes como os obstáculos à adesão ao tratamento por parte dos doentes.

Conclusão: Estes resultados sugerem que a descentralização dos locais de tratamento para reduzir a distância de deslocação dos doentes, a educação dos doentes sobre a doença e a duração do tratamento, o aconselhamento sobre a cessação do tabagismo e a atitude positiva dos profissionais de saúde em relação aos doentes irão melhorar os resultados dos tratamentos da TB no estado.

Palavras-chave: Interrupção do tratamento, resultado do tratamento, Tuberculose, profissionais de saúde, atitude, Nigéria

Capítulo 1 - Introdução

1.1. Informações de base

A tuberculose (TB), uma infeção bacteriana para a qual foi descoberta a cura há mais de meio século, continua a ser uma das principais causas de morte no mundo. A Organização Mundial de Saúde (OMS) calcula que o complexo *Mycobacterium tuberculosis*, o agente **causador** da doença, infecta cerca de um terço da população mundial e é responsável por mais de 2 milhões de mortes por ano. Os países em desenvolvimento com recursos limitados para os serviços básicos de saúde são responsáveis por 95% dos casos de tuberculose e 98% das mortes causadas pela doença. A Nigéria encontra-se entre os 22 países com elevada incidência (HBC) que representam 80% da incidência global da TB. De acordo com o relatório da OMS de 2009, o país tinha um dos fardos mais elevados em África, com uma incidência estimada de 460 000 casos, uma prevalência de 772 000 casos e 195 000 mortes por esta doença.[1]

A Nigéria adoptou a estratégia DOTS (Diretly Observed Treatment Short Course) da OMS para o controlo da TB em 1996. A estratégia prescreve um protocolo uniforme de diagnóstico e tratamento para os doentes com TB no país. O país utiliza o regime de tratamento de oito meses e o resultado do tratamento de cada doente é avaliado no final da duração do tratamento. O resultado esperado para o programa de controlo da tuberculose é uma taxa de cura de, pelo menos, 85% entre os doentes cuja expetoração foi positiva para *Mycobacterium tuberculosis* no momento do diagnóstico. O facto de não se completar o tratamento de oito meses e de não se conseguir obter a cura leva a que o agente infecioso continue a ser mantido e transmitido. Estes grupos de doentes são uma fonte potencial de TB multirresistente (TB-MDR). Constituem também uma grande ameaça para o êxito do controlo da TB. [2, 3]

No estado de Plateau, os serviços de controlo da tuberculose, utilizando a estratégia DOTS recomendada pela OMS, tiveram início em 2001, na sequência da assinatura de um acordo tripartido entre o Governo do Estado, a Netherlands Leprosy Relief e a Inter-Church Organization for Development Cooperation (ICCO), com sede na Holanda. Os serviços começaram em cinco centros em três áreas de governo local (LGAs). Ao longo dos anos, com o apoio da OMS e do Fundo Global para o controlo da TB, o programa de controlo estatal iniciou a expansão dos serviços de tal forma que, no final de 2010, existiam 38 centros de diagnóstico da TB (microscopia) em 15 das 17 LGAs e 198 centros de tratamento da TB (DOTS) espalhados pelas 17 LGAs do estado.[4]

A equipa de controlo está estruturada de acordo com as diretrizes nacionais para o programa de controlo da tuberculose e da lepra (NTBLCP) na

Nigéria.[2] A nível estatal, o responsável estatal pelo controlo da tuberculose e da lepra (STBLCO) é apoiado pelos supervisores estatais da tuberculose e da lepra (STBLS). Estes são responsáveis pelo planeamento, supervisão, monitorização e avaliação das actividades de luta contra a tuberculose ao nível das LGA. São igualmente responsáveis pela formação de pessoal nos serviços de controlo da TB e pela oferta de apoio técnico e logístico, incluindo a promoção do controlo da TB no Estado.

A LGA é a unidade operacional; a equipa a este nível inclui o supervisor da LGA para a tuberculose e a lepra (LGTBLS), os trabalhadores dos cuidados de saúde gerais (GHCW), o médico (MO) e o pessoal de laboratório.

Os LGTBLS são responsáveis por;

-    Supervisionar os serviços de controlo da tuberculose na unidade de saúde para garantir o cumprimento das diretrizes nacionais

-    Encomendar fornecimentos e assegurar a sua disponibilidade nas instalações

-    Manter registos actualizados de todos os doentes no registo central da LGA - Prestar apoio no encaminhamento e transferência de doentes, incluindo a localização dos que interrompem o tratamento.

O GHCW é composto por enfermeiros, agentes comunitários de saúde e agentes de saúde ambiental. Estão em contacto com o doente desde o diagnóstico até ao fim do tratamento. As suas responsabilidades incluem a identificação dos suspeitos de tuberculose, o preenchimento dos formulários de pedido de expetoração, o registo dos doentes para tratamento, o aconselhamento dos doentes e a observação direta do tratamento, bem como a garantia de que todos os doentes fazem um exame de expetoração de acompanhamento. São também responsáveis pela deteção dos doentes que interrompem o tratamento nas diferentes fases e iniciam o processo de rastreio e de reintrodução no tratamento.

Outras responsabilidades do GHCW incluem a educação dos doentes com TB e dos membros das suas famílias sobre a doença e o tratamento. O programa de controlo fornece orientações para a educação dos doentes no momento do diagnóstico e durante o tratamento. As questões-chave para a cduoação dos doentes são as seguintes

-    O resultado da expctoração e o tipo de doença diagnosticada.

-    A causa da tuberculose e a forma como é transmitida.

-    A possibilidade de cura da doença com os medicamentos actuais

-    O número e o tipo de medicamentos a tomar pelo doente, a duração do tratamento e a necessidade de continuar o tratamento durante o período prescrito, incluindo o perigo de interrupção ou abandono do tratamento. ■*

1.2. Declaração do problema

Um dos principais objectivos do controlo da TB na Nigéria, que está em conformidade com os objectivos das parcerias STOP TB, é atingir uma taxa de cura de, pelo menos, 85% das baciloscopias positivas (casos infecciosos) detectadas e menos de 15% dos outros resultados (casos de incumprimento, insucesso, mortes e casos transferidos).[5] A análise do desempenho do programa de controlo do estado de Plateau para 2001-2008 (figura 1) revelou que, dos 7.270 doentes com baciloscopia positiva registados para tratamento, 5.282 (72,7%) foram curados com sucesso.

tratados, 580 (8%) morreram e 1 010 (14,1%) não completaram ou falharam o tratamento. Além disso, a análise da tendência dos resultados do tratamento no Estado entre 2001 e 2010 (figura 2) revelou também que a taxa de cura mais elevada, de 63,5%, foi atingida em 2006 e a taxa de incumprimento mais baixa, de 6,5%, em 2007. A taxa de cura mais elevada alcançada foi inferior ao objetivo nacional de pelo menos 85% e as taxas de incumprimento mais baixas alcançadas no Estado foram superiores ao objetivo esperado de menos de 3% para um programa de controlo da TB com bom desempenho na Nigéria. Além disso, todos os anos, uma percentagem significativa de doentes falha o tratamento, aumentando o número de casos infecciosos.

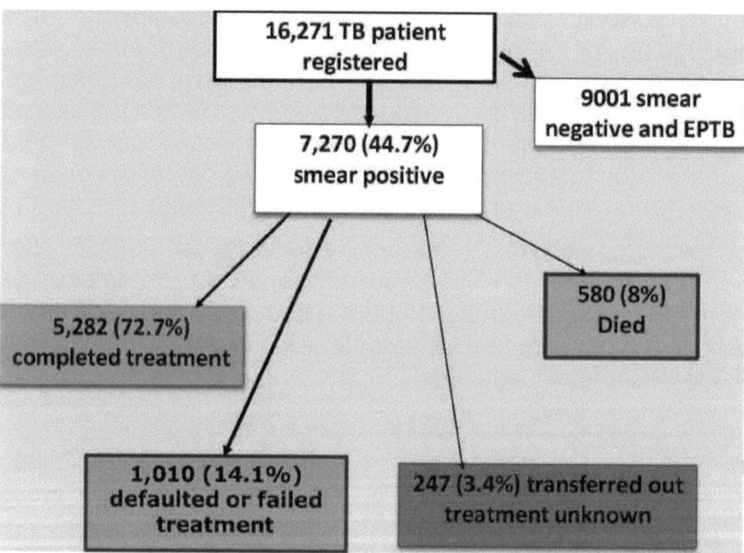

A Figura 1 mostra o resultado do tratamento dos 16 271 pacientes registados para tratamento no estado de Plateau entre 2001 e 2008.

Fonte - Programa de Controlo da Tuberculose e da Lepra do Estado de Plateau.[9]

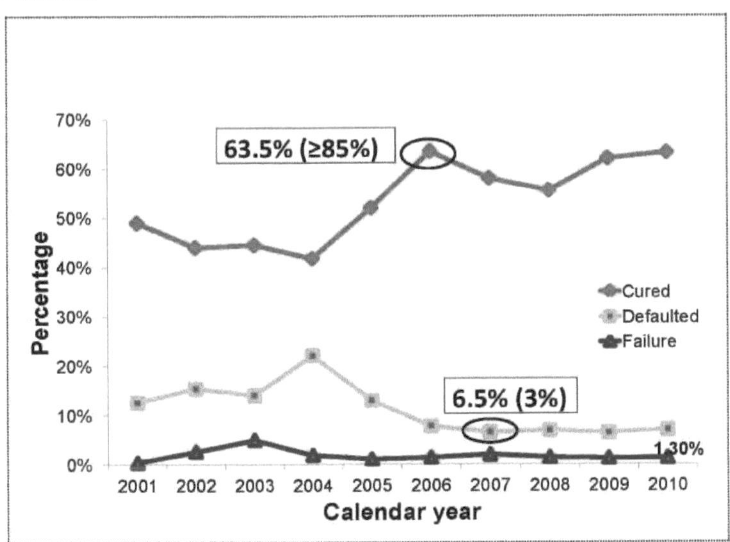

A Figura 2 é um gráfico que mostra a tendência dos resultados do tratamento de doentes com baciloscopia positiva de TB registados no estado de Plateau de 2001 a 2010.

Fonte - Programa de Controlo da Tuberculose e da Lepra do Estado de Plateau.[9]

Os doentes com baciloscopia positiva que permanecem sem cura por não terem sido tratados, por terem falhado o tratamento ou por terem sido transferidos constituem uma grande ameaça para o êxito do programa de controlo e para a comunidade a que pertencem, pelas seguintes razões

- São uma fonte potencial de TB-MDR devido à sua exposição a medicamentos anti-TB abaixo do nível ótimo. A TB-MDR é difícil de tratar na Nigéria porque o tratamento é mais longo e implica um internamento hospitalar prolongado. Os estudos demonstraram que os erros humanos são as principais causas do aparecimento da TB-MDR devido ao tratamento incompleto dos doentes com TB, quer devido à não adesão ao protocolo de tratamento por parte dos doentes ou dos prestadores de serviços. Os doentes com TB-MDR continuarão a excretar os bacilos resistentes no ambiente a que pertencem, colocando todas as pessoas em contacto com eles em risco de serem infectadas.[2]

- O doente não curado continuará a transmitir a doença aos membros da comunidade a que pertence. Calcula-se que uma pessoa não tratada com a forma infecciosa da tuberculose é capaz de infetar 10 a 15 pessoas por ano. Os doentes do estado de Plateau podem ter infetado mais de 20.000 pessoas no estado nos últimos dez anos.[10]

- Os doentes que não se curam com a estratégia DOTS são indícios de resistência bacteriana ao medicamento. A resistência da tuberculose, quando se desenvolve, é permanente e a cura torna-se difícil, contribuindo também para o fardo da doença e para as despesas adicionais com o seu tratamento. Os doentes que falham o tratamento de Cat 1 terão de recomeçar o regime de tratamento de Cat 2. Isto implica mais medicamentos, consumíveis de laboratório e materiais de registo para os doentes.[2]

Não se compreendem os factores que determinam o resultado do tratamento no Estado, pelo que a intervenção não pode ser orientada para uma área específica, a fim de reduzir os resultados desfavoráveis no Estado. A implicação é a incapacidade do Estado de atingir os objectivos nacionais e a TB continuará a ceifar vidas, incluindo o aumento do fardo da TB-MDR, que não tem cura eficaz. A exploração e a compreensão dos factores que determinam o resultado do tratamento ajudarão o programa de controlo a planear e a direcionar a intervenção para áreas problemáticas específicas, a fim de melhorar as taxas de cura no Estado e contribuir para o cumprimento das metas nacionais de controlo da TB na Nigéria.

1.3. Relevância para a saúde pública

Os objectivos do controlo da tuberculose estabelecidos pela NTBLCP, de acordo com as orientações da OMS, consistem em reduzir a mortalidade, a morbilidade e a transmissão da doença até que esta deixe de constituir uma ameaça para a saúde pública. A meta estabelecida pelo objetivo de desenvolvimento do milénio 6 (ODM 6) é também reduzir a prevalência e as taxas de mortalidade em 50% até 2015.[7] A meta dos ODM está mesmo ao virar da esquina e, apesar de o programa de controlo do Planalto estar operacional há uma década, as suas taxas de cura mais elevadas, de 63,5%, estão ainda muito aquém das metas esperadas de, pelo menos, 85%, enquanto a taxa de incumprimento mais baixa, de 6,5%, está muito acima da meta esperada de, no máximo, 3%.

De acordo com a sugestão dos peritos, conseguir um bom resultado do tratamento é mais importante do que encontrar novos casos, porque os doentes que não cumprem o tratamento são uma fonte potencial de TB-MDR. O bom resultado do tratamento é o passo determinante para o êxito do programa de controlo da TB. A estratégia DOTS proporciona a plataforma para um tratamento eficaz que permite a cura permanente, a prevenção de recaídas, a diminuição da transmissão da doença e a minimização do desenvolvimento de resistência aos medicamentos.

De acordo com um relatório da OMS, todos os anos surgem mais de 400 000 casos de tuberculose multirresistente (TB-MDR).[3] As principais causas do aparecimento da tuberculose resistente aos medicamentos são os erros humanos na gestão dos doentes. Estes erros incluem a falta de adesão ao protocolo nacional de tratamento através da prescrição de medicamentos inadequados aos doentes, a má aplicação da observação direta do tratamento pelos profissionais de saúde, o fornecimento irregular de medicamentos aos doentes e a não adesão dos doentes ao tratamento.[11] O programa de controlo da tuberculose de Plateau produziu mais de 1 000 doentes que falharam ou abandonaram o tratamento entre 2001 e 2008. Um estudo sobre os factores associados ao resultado do tratamento ajudará a identificar a área em que se deve centrar a intervenção.[12] Também permitirá conhecer os obstáculos que os doentes e os prestadores de serviços (profissionais de saúde) colocam aos resultados esperados do tratamento.[13]

Para oferecer serviços de controlo da TB, o profissional de saúde deve ter os conhecimentos necessários sobre a doença e a sua gestão, ter a atitude certa em relação ao doente e estar motivado para fazer o trabalho. Por conseguinte, é pertinente explorar os conhecimentos dos profissionais de saúde sobre a doença, incluindo as suas responsabilidades para com os doentes no contexto do programa de controlo da TB no Estado. Isto ajudará o programa de controlo a planear a formação para melhorar a qualidade do serviço.

O doente também tem a responsabilidade de fornecer informações ao prestador de cuidados de saúde sobre os contactos com familiares diretos, amigos e outras pessoas que possam ser vulneráveis à doença e, mais importante ainda, a responsabilidade de seguir o plano de tratamento prescrito e acordado e de cumprir conscienciosamente as instruções dadas para proteger a saúde do doente e a dos outros. Além disso, têm também a responsabilidade de informar o prestador de cuidados de saúde de quaisquer dificuldades ou problemas relacionados com o seguimento do tratamento ou de qualquer aspeto do tratamento, tal como consta da carta do doente para os cuidados da tuberculose.[14]

O Estado iniciou a expansão dos serviços para garantir o acesso aos doentes através da criação de mais centros de tratamento e diagnóstico da TB. Introduziu também os cuidados comunitários para a TB, um conceito que permite a observação direta do tratamento por um membro da comunidade para tornar o serviço mais conveniente para o doente. Estes esforços não melhoraram a proporção de doentes curados da doença no Estado, o que implica que outros factores podem estar a contribuir para o êxito do programa. Há falta de conhecimentos sobre os factores que contribuem para a adesão dos doentes ao tratamento de oito meses no estado de Plateau. Compreender esses factores é, por conseguinte, um passo importante para melhorar os cuidados prestados aos doentes, reduzir a mortalidade e a morbilidade causadas pela doença e prevenir o aparecimento da TB-MDR, de difícil tratamento, no estado e no país em geral.

1.4. Questões de investigação

Este estudo foi concebido para responder às seguintes questões:

a. Quais são os factores relacionados com os doentes de TB associados ao resultado do tratamento?

b. Quais são os factores dos profissionais de saúde associados aos resultados do tratamento da TB no estado?

1.5. Objectivos gerais e específicos

1.5.1. Objetivo geral

Determinar os factores associados ao resultado do tratamento de doentes com TB pulmonar no estado de Plateau, na Nigéria.

1.5.2 Objectivos específicos

i. Avaliar os factores clínicos e sociodemográficos associados ao resultado do tratamento.

ii. Determinar os conhecimentos e as crenças dos doentes sobre a doença e o tratamento da TB e a sua associação com o resultado do tratamento.

iii. Avaliar os factores dos prestadores de serviços associados ao resultado do tratamento da TB.

Capítulo 2 - Revisão da literatura

2.1. Introdução

O objetivo do programa de controlo da tuberculose (TB) baseia-se em duas importantes actividades de saúde pública: detetar 70% dos casos infecciosos e assegurar que 85% deles sejam tratados com êxito.[2] Este objetivo é aprovado pela Stop TB Partnership[5] e está ligado ao indicador 6.8 dos Objectivos de Desenvolvimento do Milénio.[7] A taxa de cura é um dos principais indicadores de desempenho do programa de controlo da TB, tanto a nível nacional como subnacional. O tratamento bem sucedido dos casos infecciosos de tuberculose é essencial para evitar a propagação da doença, tendo como benefício final a redução rápida da taxa de prevalência, a redução gradual da taxa de incidência e a prevenção da tuberculose resistente aos medicamentos adquiridos. Também conduz à redução do sofrimento do doente devido à doença, incluindo os encargos sociais e económicos para o doente, a sua família, a comunidade a que pertence e o país. No entanto, o caminho para a conclusão do tratamento necessário para atingir o objetivo estabelecido na Nigéria envolve uma interação complexa de muitos factores. Por exemplo, o doente deve tomar os múltiplos medicamentos contra a tuberculose ininterruptamente durante oito meses (no regime de oito meses). A ingestão dos medicamentos deve estar sob observação direta dos profissionais de saúde durante pelo menos os dois meses iniciais para a categoria 1 e durante todo o período para a categoria 2, os medicamentos devem estar disponíveis e os serviços devem ser acessíveis ao doente, tanto do ponto de vista cultural como económico.[15] Estes factores são transversais aos medicamentos, aos doentes, aos prestadores de serviços e à estrutura organizacional do programa de controlo.

2.2 Factores relacionados com os medicamentos anti-Tuberculose

O objetivo do tratamento da tuberculose é assegurar que os doentes ficam curados da doença através da eliminação dos bacilos pelos medicamentos. Para eliminar os bacilos, o medicamento deve ser de boa qualidade e a concentração correta deve ser mantida no organismo durante toda a duração do tratamento. Os bacilos da tuberculose têm uma elevada propensão para sofrer mutações, dando origem a bacilos resistentes aos medicamentos convencionais utilizados no seu tratamento. A sua resistência a mais do que um medicamento é comum, dando origem à tuberculose multirresistente (TB-MDR) ou à tuberculose extensivamente resistente (TB-XDR). A emergência da TB-MDR e da TB-XDR constitui a principal ameaça ao programa de controlo da TB no mundo. A OMS estima que cerca de 3,2% dos doentes recentemente diagnosticados já têm bacilos resistentes (resistência natural) a um ou mais dos medicamentos antI-TB.[16]

A prevalência aumentou para 18,5% entre os doentes previamente tratados, o que indica uma associação da TB-MDR com a exposição ao medicamento.[17] Sabe-se que a TB resistente aos medicamentos está associada a um maior número de mortes, a taxas mais elevadas de falência do tratamento e a recaídas dos doentes com TB.

Nunca é demais sublinhar a importância da qualidade do medicamento para o sucesso do tratamento da tuberculose, porque a administração de medicamentos de má qualidade implicará simplesmente um tratamento abaixo do ideal. Um medicamento de má qualidade não elimina os bacilos, antes potencia o desenvolvimento de bacilos mutantes resistentes. Este facto importante foi reconhecido pelo proponente da estratégia DOTS, que fez do "fornecimento ininterrupto de medicamentos de qualidade garantida" um dos cinco elementos da estratégia. Os dados da República da Coreia e de Hong Kong, onde a quimioterapia de curta duração e de elevada qualidade conduziu a um declínio da TB-MDR, confirmam este facto.[18]

Pode estar disponível um medicamento de boa qualidade mas, se for utilizado incorretamente pelos prestadores de serviços ou pelos doentes, não conseguirá eliminar os bacilos. O regime incorreto prescrito pelos profissionais de saúde devido à não adesão ao protocolo de tratamento, à ingestão irregular do medicamento e ao facto de o doente não completar todo o tratamento conduz a maus resultados do tratamento, incluindo o desenvolvimento de TB resistente aos medicamentos. A interrupção do tratamento e o facto de o doente não tomar o medicamento durante o período de tempo necessário faz com que os bacilos sofram mutações e se transformem em estirpes resistentes aos medicamentos convencionais, que se juntam ao grupo já existente naturalmente.

2.3 Factores relacionados com os doentes

A tuberculose é uma doença simultaneamente debilitante e estigmatizante, uma condição que partilha com o VIH/SIDA. O seu tratamento é de longa duração e depende do cumprimento rigoroso por parte dos doentes. A adesão ao tratamento de longa duração e os resultados do tratamento são afectados pelos conhecimentos e crenças dos doentes sobre a doença, pelas suas caraterísticas sociais, económicas e demográficas, incluindo a presença de co-infeção pelo VIH.

2.3.2 Conhecimentos e crenças sobre a doença

A deteção de casos de tuberculose na Nigéria é passiva[2] , o que significa que o doente toma a iniciativa, com base no seu conhecimento da doença, de se deslocar à unidade de saúde para obter diagnóstico e tratamento. Os seus conhecimentos e convicções sobre a causa da doença, a sua propagação, a possibilidade de cura e a disponibilidade dos serviços são importantes tanto para a notificação precoce para diagnóstico como para a adesão ao tratamento. Os conhecimentos sobre a forma de tomar o medicamento, os possíveis efeitos secundários dos medicamentos e as razões para a longa duração do tratamento também são importantes para o diagnóstico e a adesão ao tratamento.

É importante motivar o doente a completar o tratamento. Os sintomas da tuberculose podem melhorar no espaço de algumas semanas após o início do tratamento e a tendência para o doente deixar de tomar os medicamentos é bastante possível, colocando-o em risco de desenvolver resistência aos medicamentos. Para manter o tratamento, os doentes devem compreender as razões da longa duração do tratamento, o que constitui um pré-requisito para a sua motivação para aderir ao tratamento e para obter bons resultados.

Mushtaq et al, no seu estudo realizado no Punjab, observaram que um bom conhecimento da TB era um fator determinante do comportamento de procura de tratamento por parte dos profissionais de saúde.[19] Os doentes com poucos conhecimentos têm mais probabilidades de se apresentarem tardiamente, o que leva a uma maior propagação da doença a pessoas susceptíveis e a uma TB mais grave no momento do diagnóstico, exigindo internamento hospitalar no momento da inscrição e um prognóstico desfavorável.[20] O fraco conhecimento da doença e da duração do tratamento também foi implicado como uma barreira importante para o sucesso do tratamento e preditivo de resultados adversos do tratamento.[21, 22]

As crenças culturais ou pessoais dos doentes sobre a TB e a forma como esta deve ser tratada, incluindo o local onde devem procurar tratamento, têm influência na sua conformidade e adesão ao tratamento. Trata-se de uma força forte que modela a confiança dos doentes no tratamento que recebem, pelo que os doentes com crenças contraditórias sobre as causas e a cura da TB podem ficar ansiosos ou receosos e desenvolver ressentimentos em relação ao tratamento e aos prestadores de serviços.

Gebremariam et al, no seu estudo sobre os factores que influenciaram a adesão ao tratamento da TB, observaram que as crenças dos doentes na cura da TB, o apoio das suas famílias e dos profissionais de saúde influenciaram positivamente a sua adesão ao tratamento.[23]

Num estudo qualitativo sobre as razões para o incumprimento entre os doentes com TB em Madagáscar, os doentes que faltaram ao tratamento alegaram que não lhes foi permitido fazer perguntas e que os profissionais de saúde não lhes deram explicações completas sobre a doença.[24] Estes factos sublinham a importância da educação do doente por parte dos profissionais de saúde. Uma educação deficiente do doente contribuirá para o incumprimento do tratamento e, consequentemente, para resultados insatisfatórios do tratamento, tal como referido por Jaramillo E[25] num estudo sobre a inclusão do tratamento e da prevenção: o caminho para um controlo duradouro da tuberculose. Uma boa educação comunitária e o aconselhamento dos doentes são essenciais para melhorar o comportamento de procura de cuidados de saúde com vista ao diagnóstico precoce dos casos e à adesão dos doentes ao tratamento.

2.3.1 Factores demográficos e socioeconómicos

As caraterísticas sociais, económicas e demográficas dos doentes têm influência no resultado do tratamento da TB. O género é um dos factores importantes que influenciam o comportamento dos doentes em termos de cumprimento e adesão ao tratamento. Sabe-se que as mulheres em idade reprodutiva são mais susceptíveis de desenvolver TB do que os homens da mesma idade; correm também um maior risco de serem infectadas pelo VIH, o que, por sua vez, tem um impacto negativo na evolução da doença. Um estudo efectuado nos Países Baixos revelou que as mulheres tinham mais probabilidades de ter uma cultura de expetoração positiva para a TB do que os homens. Do mesmo modo, o estado civil das mulheres pode afetar a sua conformidade com o tratamento, incluindo os seus resultados; isto foi observado por Lienhardt et al no seu estudo de três países da África Ocidental. [26, 27] Além disso, estudos realizados em África ([28]), no Bangladesh ([29]) e na Síria ([30]) revelaram também que, apesar de a maioria das mulheres casadas ter de pedir autorização aos maridos para frequentar os cuidados de saúde, elas tendem a aderir ao tratamento anti-TB, o que conduz a melhores resultados do que os homens. Uma análise de nove anos dos resultados do tratamento da TB em Ilorin, na Nigéria, efectuada por Salami e Oluboyo, mostrou que a adesão, que é um componente importante para o êxito do tratamento da TB, era maior nas mulheres do que nos homens.[31]

A idade tem influência sobre a ocorrência, a gravidade e o resultado da doença. Nos países desenvolvidos, sabe-se que a TB é comum entre os idosos devido ao enfraquecimento do sistema imunitário deste grupo etário; no entanto, nos países em desenvolvimento, é mais prevalente entre os grupos etários economicamente produtivos.[32] O acesso e a adesão ao tratamento da TB são influenciados pela idade e pelo estatuto socioeconómico dos doentes, por exemplo, os doentes idosos podem necessitar de apoio adicional para aceder ao tratamento. O apoio adicional exigido pelos doentes afectou a sua adesão ao tratamento.[33] Os doentes em idade produtiva são mais susceptíveis de migrar para procurar meios de subsistência e podem ter tendência para interromper o tratamento quando os sintomas desaparecem, enquanto as pessoas viúvas e divorciadas dependem do apoio da família para aceder ao tratamento.[27]

De acordo com o relatório da OMS de 2009, os países em desenvolvimento são responsáveis por 95% dos casos de TB e 98% das mortes por TB no mundo.[1] A pobreza afecta a adesão dos doentes ao tratamento. A política de controlo da TB inclui o fornecimento gratuito de medicamentos e testes de expetoração aos doentes com TB, mas estes têm de se deslocar diariamente à unidade de saúde para observação direta do tratamento durante a fase intensiva do mesmo, sendo também obrigados a pagar todos os testes, exceto a microscopia da expetoração e a estadia no hospital. Estes custos indirectos para os doentes têm o potencial de afetar a adesão dos doentes ao tratamento devido ao encargo económico e financeiro que lhes causa. No Brasil, numa coorte de doentes com TB, foram estudados os factores associados ao insucesso do tratamento, ao abandono e à morte. O estudo encontrou uma relação positiva entre o baixo estatuto socioeconómico do doente e o mau resultado do tratamento.[34] O'Boyle et al observaram que os doentes que não cumpriam o tratamento tinham problemas de custos de deslocação e de disponibilidade de transportes, o que levava a que os doentes com TB não comparecessem às consultas. Verificaram também que os trabalhadores de colarinho branco e os estudantes tinham mais probabilidades de faltar ao tratamento do que outros grupos profissionais.[35]

Os níveis de educação influenciam a compreensão individual, incluindo a atitude em relação à doença, incluindo a TB e o seu tratamento. A relação entre a adesão ao tratamento da TB e os seus resultados foi referida por muitos autores. Shargie e Lindtj0rn na Etiópia referiram que os doentes alfabetizados tinham menos probabilidades de faltar ao tratamento,[36] resultados semelhantes foram referidos por Xu et al na China[37] e por Bello e Iteola em Ilorin na Nigéria.[38]

O comportamento social do doente, incluindo o consumo de cigarros e de álcool, também tem influência no resultado do tratamento. Sabe-se que o consumo de cigarros provoca alterações histológicas no trato respiratório inferior que levam à alteração das funções normais dos alvéolos, aumentando a vulnerabilidade do doente a contrair a infeção por TB.[27] Sabe-se também que suprime as respostas imunitárias adaptativas individuais, afectando a resposta dos doentes ao tratamento da TB, o que leva a um mau resultado do tratamento.[39] Estudos realizados em Marrocos por Tachfouti et al[40] e no Sul da Índia por Santha et al[41] mostram que os fumadores têm mais probabilidades do faltar ao tratamento e de ter maus resultados. Do mesmo modo, o consumo excessivo de álcool durante muito tempo provoca danos nos órgãos vitais, incluindo o sistema imunitário do organismo, afectando a resposta dos indivíduos às doenças, incluindo a tuberculose.[42] Os doentes com o sistema imunitário enfraquecido têm mais probabilidades de responder mal ao tratamento e de sofrer recaídas mais frequentes da infeção por TB, tal como relatado por Selassie et al.

Observaram que os alcoólicos tinham um risco quatro vezes maior de recaída da TB do que os não alcoólicos.[43]

2.2.3 Co-infeção pelo VIH

A infeção pelo VIH é um dos principais factores que conduzem ao ressurgimento e ao agravamento do fardo da tuberculose em muitos países. De acordo com o relatório da OMS, dos 9,4 milhões de novos casos de TB registados, 1,1 milhões tinham infeção por VIH e mais de 380 000 casos de co-infeção VIH-TB morreram em 2009.[44] A infeção pelo VIH prejudica o sistema imunitário, que ajuda os medicamentos contra a TB a chegar à micobactéria e impede a absorção dos medicamentos contra a TB.[45] O tratamento medicamentoso dos doentes infectados com TB/VIH pode ser complicado devido à interação entre os regimes complexos de medicamentos utilizados no tratamento da TB e do VIH, especialmente a rifampicina, que é um dos medicamentos anti-TB mais importantes, com um impacto negativo no resultado do tratamento.[46]

O estigma associado ao VIH é também partilhado com a TB devido aos sintomas comuns, como a perda de peso e a febre, que levam à ocultação da doença, à procura tardia de cuidados de saúde e à não adesão ao tratamento. Estes factores afectam o resultado do tratamento da TB e têm sido apontados como uma das principais causas de morte dos doentes com TB, de insucesso do tratamento e de abandono do tratamento por parte dos doentes.[11, 47]

2.3 Factores relacionados com os prestadores de serviços

O resultado do tratamento da TB depende da adesão dos doentes aos oito meses de tratamento, o que implica uma interação complexa entre os doentes e os prestadores de serviços. O êxito ou o fracasso desta interação tem a ver com os conhecimentos dos prestadores de serviços sobre a doença e as suas competências no protocolo de tratamento, bem como com a sua atitude em relação ao doente e aos serviços de controlo da TB.

2.3.1 Conhecimentos e competências dos profissionais de saúde

De acordo com a diretriz nacional para o controlo da TB na Nigéria, os profissionais de saúde (prestadores de serviços de TB) têm a importante tarefa de aconselhar os pacientes a aderir aos 8 meses de duração do tratamento. A principal fonte de informação para os doentes sobre a TB é atribuída aos profissionais de saúde responsáveis pela prestação de serviços de TB aos doentes. Para educar adequadamente o doente, também precisam de ter um conhecimento adequado da doença para garantir uma interação correta com o doente. Por conseguinte, o cumprimento e a adesão dos doentes ao tratamento é um indicador da qualidade do aconselhamento e da educação que lhes são dados pelos profissionais de saúde. Para garantir o aconselhamento do doente, o profissional de saúde deve também ter bons conhecimentos sobre a doença e competências adequadas para o aconselhar. Os profissionais de saúde devem esforçar-se deliberadamente por passar tempo de qualidade com os doentes para atender às suas necessidades específicas, o que pode ser demasiado incómodo para os profissionais de saúde e outras exigências concorrentes e a pressão do trabalho podem ser um impedimento. Um estudo de Dimitrova et al. sobre a perceção dos prestadores de serviços de saúde relativamente aos obstáculos aos cuidados da tuberculose na Rússia revelou que a sobrecarga de trabalho, a escassez de pessoal, as prioridades concorrentes, os baixos salários e a fraca motivação eram os principais obstáculos.[48] Para ganhar a confiança do doente, o profissional de saúde tem de compreender as necessidades individuais e o comportamento dos doentes, incluindo um conhecimento adequado da doença. Uma boa comunicação entre o profissional de saúde e o doente é um ingrediente importante para melhorar a adesão ao tratamento.[49] Tekel B et al observaram que os doentes que não cumpriam o tratamento o faziam devido à fraca capacidade de comunicação dos profissionais de saúde.[50] Também Santha et al, no seu estudo realizado na Índia, demonstraram que a maior parte dos casos de incumprimento por tuberculose ocorre após a fase intensiva do tratamento, um período durante o qual os sintomas da doença podem ter diminuído.[41] Este facto deve-se à falta de aconselhamento adequado por parte dos profissionais de saúde.

Kandel et al, na África do Sul, referiram que o desconhecimento da duração do tratamento por parte do doente era uma das razões para a interrupção do tratamento.[51] O impacto do aconselhamento na adesão ao tratamento também foi registado por Liefooghe et al, que demonstraram que o aconselhamento adequado dos doentes pelos profissionais de saúde levou a uma redução de 13% na taxa de incumprimento entre os doentes com TB em tratamento.[52]

2.3.2 Atitude dos profissionais de saúde

Uma das principais interações complexas entre os profissionais de saúde e os doentes é a comunicação. Só se pode dizer que existe comunicação se a mensagem pretendida for transmitida e compreendida pelo destinatário. Nos serviços de controlo da TB, uma boa comunicação entre os prestadores de cuidados de saúde e os doentes e suas famílias é importante para a adesão dos doentes ao tratamento. A eficácia da comunicação é afetada pelo comportamento e pela atitude do profissional de saúde em relação ao doente e tem influência na sua capacidade e motivação para continuar ou interromper o tratamento. Sabe-se que a competência do profissional de saúde afecta a sua atitude em relação ao seu trabalho, com efeitos potenciais no seu desempenho e no resultado do tratamento dos doentes com TB. A falta de uma atitude profissional conduzirá a um aconselhamento deficiente ou inadequado dos doentes. Além disso, os profissionais de saúde que sentem que estão a ser sobrecarregados afectarão a qualidade da informação transmitida ao doente, com efeitos negativos no resultado do tratamento.[53] É comum que os doentes que sentem que estão a ser tratados com dureza ou mal pelos profissionais de saúde se sintam desencorajados a continuar o seu tratamento.

2.3.3 Atualidade dos resultados dos testes de expetoração

O laboratório desempenha um papel fundamental na estratégia DOTS. O tratamento depende de resultados laboratoriais rápidos e fiáveis da microscopia da expetoração. O resultado laboratorial é um dos principais factores determinantes da resposta dos doentes ao tratamento; é também o árbitro que declara o doente curado da doença quando a expetoração é negativa para os bacilos da TB. Podem surgir problemas no laboratório com os resultados do exame microscópico. Por exemplo, o atraso na divulgação dos resultados ou a não disponibilidade dos mesmos pode desencorajar os doentes de continuar o tratamento. Do mesmo modo, a falta de fiabilidade dos resultados laboratoriais conduzirá a uma má gestão do doente, com graves consequências para o resultado do tratamento.

2.4 Estrutura organizacional do programa

O exame de escarro e os medicamentos para o programa de controlo da tuberculose no âmbito da estratégia DOTS são gratuitos para os pacientes. Os pacientes são tratados em regime ambulatório, enquanto o internamento hospitalar é reservado apenas aos muito doentes. No entanto, o paciente deve ser observado a engolir cada comprimido, pelo menos nos primeiros dois meses de tratamento para os casos da categoria 1 e durante toda a duração do tratamento para os pacientes da categoria 2. A observação é efectuada na unidade de saúde por um profissional de saúde e os doentes têm de se deslocar todos os dias à unidade para tomar os medicamentos. O acesso dos doentes aos serviços é influenciado pela distribuição dos centros de diagnóstico, pelos protocolos de tratamento e pelo sistema de apoio.

2.4.1 Distribuição dos locais de tratamento

O acesso dos pacientes às unidades de saúde e a sua utilização são afectados por vários factores. A decisão de designar um estabelecimento para o diagnóstico e tratamento da tuberculose depende da disponibilidade de recursos humanos e materiais. Os estabelecimentos de saúde privados desempenham um papel importante na prestação de cuidados de saúde na Nigéria, tal como noutras partes do mundo. Os pacientes têm a possibilidade de escolher entre estabelecimentos de saúde públicos ou privados.[54] A restrição dos serviços de TB, especialmente os serviços laboratoriais, nos estabelecimentos de saúde públicos fará com que os serviços não estejam disponíveis para os doentes que possam preferir utilizar os estabelecimentos de saúde privados.

O acesso dos doentes ao local de tratamento é também um fator-chave que afecta a adesão e o resultado do tratamento. A observação direta diária do tratamento nas unidades de saúde exige que os doentes se desloquem diariamente às unidades de saúde para obter os medicamentos, o que pode ser dispendioso e inconveniente para os doentes. Os doentes que vivem longe dos locais de tratamento podem não ter possibilidade de se deslocar à unidade de saúde para a observação direta diária do tratamento.[24]

2.4.2 Protocolo de tratamento

Os medicamentos para a TB são melhor absorvidos em meio ácido, o que implica que os doentes devem ingerir os medicamentos pelo menos uma hora antes do pequeno-almoço.[4] Estas regras rigorosas podem ter um efeito negativo na adesão dos doentes ao tratamento, especialmente quando os seus empregos e horários de trabalho entram em conflito com as horas de funcionamento da clínica. A estratégia DOTS não tem em conta as particularidades dos doentes e a distribuição das unidades de saúde que prestam serviços de TB.

2.4.3 Supervisão

A supervisão é uma parte importante do programa de controlo da tuberculose e o seu objetivo é garantir a competência do pessoal, existindo três níveis de supervisão na Nigéria. O federal (unidade central) supervisiona o estado que, por sua vez, supervisiona a LGA. O LGATBLS na LGA supervisiona os profissionais de saúde ao nível das instalações. Uma falha em qualquer um dos níveis afectará o resultado do tratamento e o desempenho global do programa. Um estudo realizado na Coreia por Jin et al revelou que a supervisão organizada pelo nível central para apoiar os prestadores de serviços de TB e ajudar a resolver os seus problemas provocou um aumento significativo da regularidade dos doentes no tratamento.[55]

Capítulo 3 - Metodologia

3.1 Área de estudo

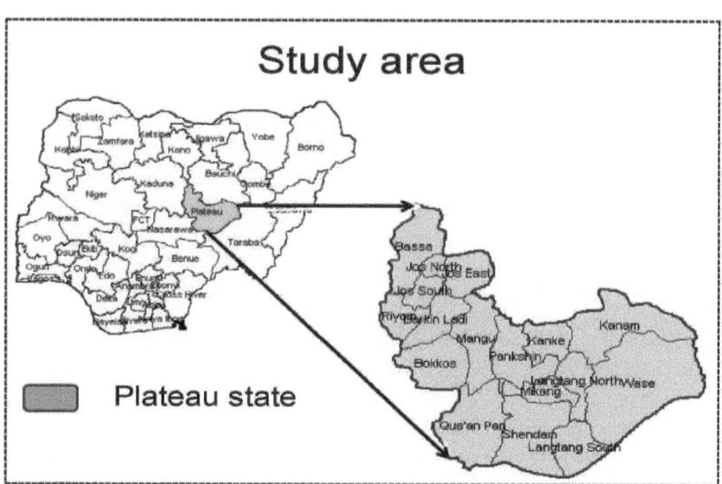

Figura 3, Estado de Plateau no mapa da Nigéria

O estado de Plateau é um dos trinta e seis estados da Nigéria, localizado na zona geopolítica centro-norte do país. Situa-se entre as latitudes 8,30° e 10,30° Norte, as longitudes 7,30° e 8,37° Este, com uma massa terrestre de 22.410 quilómetros quadrados e uma população estimada em 2010 de 3,7 milhões de pessoas. O Estado partilha fronteiras comuns com os Estados de Nasarawa, Kaduna, Bauchi e Taraba. Está dividido em dezassete Áreas Governamentais Locais (LGAs) para facilitar a administração e tem Jos como capital do Estado, que alberga a sede do Governo estatal e o Gabinete de Controlo da Tuberculose/Leprose.[56]

O Ministério da Saúde informou que, em 2009, havia 964 estabelecimentos de saúde registados no Estado, dos quais 904 eram primários, 58 secundários e 2 terciários. Também das 904 unidades de saúde primárias, 756 eram unidades de saúde públicas, enquanto 148 eram propriedade de indivíduos ou organizações privadas. [55] Em 2010, havia 198 estabelecimentos de saúde que ofereciam locais de tratamento da TB, dos quais 172 eram estabelecimentos de saúde públicos, 19 e 7 eram estabelecimentos religiosos e privados com fins lucrativos, respetivamente.[57]

3.2 Conceção do estudo

O desenho do estudo foi transversal.

3.3 Populações estudadas

A população do estudo foi constituída por doentes com tuberculose pulmonar e profissionais de saúde

3.3.1 Critérios de inclusão

i. Doentes com tuberculose pulmonar

Doentes com tuberculose pulmonar com idade igual ou superior a 15 anos, diagnosticados por microscopia AFB da expetoração, radiografia do tórax ou por um médico e registados para tratamento pelo menos sete meses antes do início do estudo.

ii. Trabalhadores do sector da saúde

Isto inclui os profissionais de saúde que trabalham como pessoas focais para a TB (DOTS) ou que participam nos serviços de controlo da TB na unidade de saúde.

3.3.2 Critérios de exclusão

i. Doentes com tuberculose

- Isto incluiu doentes com TB com menos de 15 anos; estes grupos etários de doentes são classificados como crianças e podem não responder diretamente às perguntas da investigação.

- Doentes com tuberculose pulmonar mas que se sabe terem morrido ou sido transferidos para fora da LGA; não foi possível localizá-los e entrevistá-los.

ii. Trabalhadores do sector da saúde

Os profissionais de saúde não participam nos serviços de controlo da TB; podem não ter ideias sobre os serviços de controlo.

3.4 Determinação da dimensão da amostra

A dimensão da amostra foi calculada utilizando o poder de 80% e um intervalo de confiança de 95%.

3.4.1 Tamanho da amostra para doentes com TB pulmonar

A meta para o programa nacional de controlo, em conformidade com a meta global estabelecida pela OMS, é uma taxa de sucesso do tratamento de 85%. A análise dos resultados dos 10 anos de tratamento no estado mostrou que a taxa de sucesso de cura foi de 63,5% em 2006[58] foi utilizada como a proporção (p) de interesse. Os pacientes não curados (q) eram 1-p (100% - 63,5%), q = 36,5%.

Utilizando um intervalo de confiança de 95% (Z= 1,96) e um d (grau de precisão) de 0,05, obtém-se uma dimensão mínima da amostra de 392, derivada de;

$$n = \frac{z^2 \times pq^{59}}{d^2}$$

n = Tamanho da amostra

z =1.96

p = 63.5%

q = 36.5%

d = 0.05

$$n = \frac{1.96^2 \times 0.635 \times 0.365}{0.05^2} = 356 + (10\% \text{ de } 356 \text{ para as não respostas}) = 392$$

3.4.2 Seleção das unidades de saúde

Havia 198 instalações DOTS no estado, das quais 174 eram públicas, 19 religiosas (privadas sem fins lucrativos) e 7 privadas com fins lucrativos. Um quarto (25%) dos estabelecimentos de saúde foi incluído no estudo devido à limitação de tempo e de recursos.

O total de estabelecimentos de saúde selecionados foi obtido a partir de 198 x 25/100 = 50 + (10% de 50 para as não respostas) = 55.

Foi utilizada uma afetação proporcional à dimensão para determinar o número de profissionais de saúde das várias categorias de estabelecimentos de saúde, da seguinte forma

- Px55/198 em que P era o tipo de unidade de saúde

- Estabelecimentos de saúde pública = 172x55/198 = 48

- Instalações religiosas = 19x55/198 = 5

- Privado com fins lucrativos = 7x55/198 = 2

As instalações selecionadas incluíam 48 instalações públicas, 5 instalações religiosas e 2 instalações privadas com fins lucrativos

3.4 Técnica de amostragem

3.4.1 Doente com tuberculose pulmonar

O programa nacional de controlo da TB forneceu um registo central para cada LGA. O registo continha os nomes de todos os doentes diagnosticados e registados para tratamento. Continha também informações sobre as caraterísticas demográficas e clínicas dos pacientes, incluindo o resultado do tratamento. O registo foi utilizado para atribuir números de identificação únicos a todos os doentes. O registo central da TB foi utilizado para determinar a base de amostragem do estudo. Todos os 728 doentes que cumpriam os critérios de inclusão foram identificados no registo central. Foram-lhes atribuídos números de série; o intervalo de amostragem foi determinado dividindo o número total de participantes elegíveis (728) pelo tamanho da amostra (392), obtendo-se um intervalo de 2. O primeiro número (doente) foi selecionado aleatoriamente utilizando o último dígito de uma nota de 200 Naira e, subsequentemente, foi selecionado um segundo doente da lista de 728 doentes.

3.4.2 Trabalhadores do sector da saúde

As listas de todas as unidades de saúde que oferecem serviços de controlo da TB (DOTS) foram obtidas junto do gabinete estatal de controlo da TB. Os estabelecimentos foram listados por tipo para constituir a estrutura da amostra; a cada estabelecimento de cada grupo foram atribuídos números de série. Utilizando o número do cálculo pré-determinado da dimensão da amostra ponderada, os estabelecimentos foram selecionados utilizando o método de amostragem sistemática. Todos os profissionais de saúde envolvidos nos serviços de controlo da TB que estavam de serviço no dia da visita ao estabelecimento selecionado foram incluídos no estudo

3.6 Instrumentos de estudo

Os instrumentos de estudo incluíam:

a. Lista de controlo

b. Questionário estruturado;

1. Questionário administrado por entrevistador para doentes com TB

2. Questionário auto-administrado para profissionais de saúde

c. Guias para discussões de grupos de foco (FGDs) para pacientes com TB e profissionais de saúde.

3.7 Métodos de recolha de dados

3.7.1 Dados quantitativos

Os dados quantitativos foram recolhidos por assistentes de investigação formados.

Foi utilizada uma lista de verificação para extrair informações sobre as caraterísticas demográficas dos pacientes, a categoria clínica, o estado de VIH, as interrupções e o resultado do tratamento dos registos centrais do governo local relativos à tuberculose. A distância do local de residência dos pacientes às unidades de saúde foi medida pela quilometragem dos veículos (motas e carro) utilizados para localizar os pacientes.

Foi utilizado um questionário estruturado administrado por um entrevistador para extrair informações sobre as caraterísticas socioeconómicas e comportamentais dos doentes, incluindo os seus conhecimentos sobre a duração do tratamento.

Utilizou-se um questionário auto-administrado para extrair informações dos profissionais de saúde sobre as suas caraterísticas demográficas, as formações recebidas para os serviços de controlo da TB, incluindo os seus conhecimentos sobre os serviços de controlo da TB, a educação dos doentes e a prevenção da falta de tratamento dos doentes.

3.7.2 Dados qualitativos

Os dados qualitativos das discussões dos grupos de discussão foram conduzidos por uma equipa de 2 assistentes de investigação, um anotador e um moderador. Utilizámos um guia pré-concebido para as discussões de grupo de foco para fazer perguntas sobre os conhecimentos e os factores responsáveis pelos resultados desfavoráveis do tratamento da TB. As discussões foram registadas.

3.8. Gestão de dados

3.8.1 Gestão de variáveis

Todos os questionários preenchidos foram verificados quanto ao seu carácter exaustivo e à coerência das variáveis

Também verificámos se todos os questionários foram introduzidos corretamente, de modo a que todas as variáveis numéricas tivessem valores numéricos e todos os dados fossem válidos.

3.8.2 Análise estatística

Os dados quantitativos foram introduzidos, limpos e analisados utilizando o software Epi info versão 3.5.1. Os conhecimentos dos profissionais de saúde sobre o controlo da TB foram pontuados com base no número de pontos mencionados pelos profissionais de saúde, que os classificaram em conhecimentos fracos, razoáveis e bons sobre o assunto. Os dados foram apresentados sob a forma de proporções. Foi efectuada uma análise bivariada e multivariada e foram utilizados odds ratios para comparar variáveis categóricas com intervalos de confiança de 95%.

Os dados qualitativos sobre o conhecimento dos profissionais de saúde foram analisados utilizando um domínio de cinco pontos utilizado para classificar o conhecimento, para cada domínio; um ponto marcado para a resposta correta, zero para a resposta errada.

Grau de conhecimento

i. 0 a 1 pontos: conhecimento fraco ii. 2 a 3 pontos: conhecimento razoável iii. 4 ou mais: conhecimento bom Os dados qualitativos das discussões dos grupos de centragem foram transcritos para a forma escrita, traduzidos da língua local para inglês e apresentados sob a forma de narrativa.

3.9 Considerações éticas

Foi obtida autorização ética do comité de revisão ética do estado de Plateau.

Foi obtido o consentimento informado de todos os inquiridos envolvidos no estudo.

3.10 Limitações do estudo

1. Não foi possível localizar e entrevistar todos os inquiridos (doentes) elegíveis para o estudo devido a moradas incorrectas ou impossíveis de localizar.

2. O estudo recolheu informações apenas de fumadores activos, o tabagismo passivo pode causar os mesmos efeitos nos pacientes

3. Os dados sobre o consumo de tabaco e de álcool basearam-se na auto-informação e não em biomarcadores como a concentração de nicotina nos fluidos corporais e de álcool no hálito; é possível que alguns doentes não tenham sido informados sobre o consumo de álcool e os hábitos tabágicos.

4. O tempo gasto a beber e a quantidade de álcool consumida têm efeitos na adesão dos doentes ao tratamento e no resultado do tratamento, mas era difícil de avaliar devido à falta de aparelhos de medição normalizados para os vários tipos de álcool consumidos.

Capítulo 4 - Resultados

4.1: Caraterísticas sócio-demográficas e clínicas dos inquiridos

Quadro 1: Distribuição por idade e sexo dos inquiridos

Faixa etária em anos	Sexo		Total (%)
	Mulheres (%)	Homens (%)	
15-19	2(1.3)	10 (4.4)	12 (3.2)
20-24	19 (12.8)	17 (7.4)	36 (9.5)
25-29	28 (18.8)	32 (14.0)	60 (15.9)
30-34	32 (21.5)	45 (19.7)	77 (20.4)
34-39	18 (12.1)	31 (13.5)	49 (13.0)
40-44	21 (14.1)	23 (10.0)	44 (11.6)
44-49	6 (4.0)	20 (8.7)	26 (6.9)
50-54	7 (4.7)	20 (8.7)	27 (7.1)
> 54	16 (10.7)	31 (13.5)	47 (12.4)
Total	149 (39.4)	229 (60.6)	378 (100)

Os inquiridos eram mais do sexo masculino (60,6%) do que do sexo feminino (39,4%). A idade média foi de 37,6 ± 13,5 anos (mulheres: 35,8; homens: 38,7). A mediana e a idade modal foram de 35 e 30 anos, respetivamente. Cerca de dois terços (60,8%) dos inquiridos tinham entre 25 e 44 anos.

Tabela 2: Distribuição dos inquiridos pelas suas caraterísticas sociais

Caraterísticas sociais dos doentes		Frequência	%
Estado civil	Individual	81	21.4
	Casado	271	71.7
	Separados	11	2.6
	Divorciado	10	2.9
	Viúva	5	1.3
Ocupação	Agricultura	134	35.4
	Escolaridade	38	10.1
	Requerente	45	11.9
	Funcionários públicos	64	16.9
	Negócios	75	19.8
	Artesão	20	5.3
	Outros	2	0.5
Níveis de ensino	Nenhum	69	18.3
	Primário	93	24.6
	Secundário	121	32

	Pós-secundário	68	18
	Alcorão	27	7.1
O papel dos doentes na a família	Principal vencedor do Pão	180	47.6
	Apoia a família	58	15.3
	Dependente	60	15.9
	Mulher doméstica	80	21.2

A maioria dos inquiridos (71,7%) dos doentes era casada e um terço (35,4%) dedicava-se à agricultura como modo de vida. Metade (50%) dos inquiridos tinha concluído pelo menos o ensino secundário, 18,3% nunca tinham frequentado qualquer escola e 47,6% eram os principais responsáveis pelo sustento da família.

Quadro 3: Distribuição dos inquiridos pelas suas caraterísticas clínicas

Caraterísticas clínicas dos doentes	Frequência	%
Cat 1 (Novo esfregaço positivo e novo esfregaço negativo) (N=378)	344	91.0
Rastreio do VIH (N=378)	246	65.1
VIH positivo (N=246)	85	34.6

A maioria dos inquiridos (91%) pertencia à categoria 1, composta por novos doentes com esfregaço positivo e negativo, e cerca de dois terços (65,1%) foram rastreados para o VIH positivo e 34,6% dos doentes rastreados estavam co-infectados com o VIH.

Quadro 4: Interrupção do tratamento entre os inquiridos

Consistência do paciente no tratamento	Frequência	%
Interrupção do tratamento	71	18.8
Consistência tratamento	307	81.2
Total	378	100

Dezanove por cento (19%) dos inquiridos tiveram pelo menos uma incidência de interrupção do seu tratamento.

Quadro 5: Resultados do tratamento dos inquiridos

Resultado do tratamento	Frequência	%
Resultado desfavorável (Falha ou incumprimento)	16	4%
Resultado favorável (Curado ou tratamento concluído)	362	96%
Total	378	100

Quatro por cento (4%) dos inquiridos falharam ou abandonaram o tratamento (resultado desfavorável do tratamento).

4.2: Conhecimento da duração do tratamento da TB e caraterísticas comportamentais dos inquiridos

Table 6: Conhecimento dos inquiridos sobre a cura da TB

Conhecimentos dos doentes sobre a possibilidade de cura da TB (n=378)	Frequência	%
Sabia que a TB é curável com o tratamento atual	362	95.8
Não sabia que a tuberculose tem cura	26	4.2

A maioria (95,6%) dos inquiridos tinha conhecimentos sobre a possibilidade de cura da TB com a medicação atual.

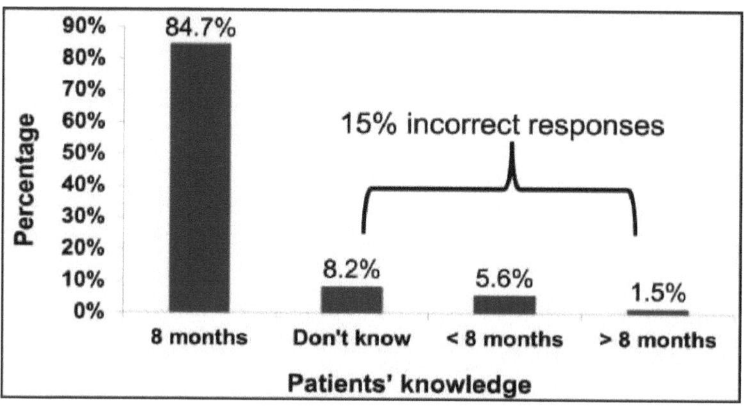

A Figura 4 mostra o conhecimento dos inquiridos sobre a duração do tratamento da TB. Um número significativo (15%) de doentes não sabia a duração correta do tratamento da TB.

Quadro 7: Distribuição dos inquiridos por consumo de álcool e consumo de cigarros

Factores comportamentais dos doentes		Frequência	%
Consumo de álcool (N=378)	Sim	166	44.2
Duração do consumo de álcool em anos (N=166)	< 5	27	16.3
	5-10	43	25.8
	> 10	96	57.9
História de consumo de cigarros (n=378)	Sim	70	18.5
	< 5	9	12.9
	5-10	26	37.1

Duração do consumo de cigarros em anos (n=70)	> 10	35	50
Número de paus fumados por dia (n=70)	< 5	23	32.9
	5-10	32	45.7
	> 10	15	21.4

Mais de um terço (44,2%) e cerca de um quinto (18,5%) dos inquiridos consumiam álcool e fumavam cigarros, respetivamente. A maioria (57,9%) consumia álcool há mais de dez anos, enquanto 50% fumavam cigarros durante o mesmo período.

7.3: Distância dos inquiridos aos locais de tratamento da TB

Table 8: Distribuição dos inquiridos pela distância dos locais de tratamento da TB

Distância entre o doente e os locais de tratamento da TB	Frequência	%
≤ 5 km	306	81
> 5km	72	19
Total	378	100

Dezanove por cento (19%) dos inquiridos viviam a mais de 5 quilómetros dos locais de tratamento da TB.

4.5: Factores associados à interrupção do tratamento

Quadro 9a: Factores associados à interrupção do tratamento da TB entre os inquiridos

Caraterísticas dos doentes (n=378)	Interrupção do tratamento		Total	Probabilidades Rácios	95% Intervalo de confiança
	Sim N (%)	Não N (%)			
Sexo do doente (masculino)	27 (38%)	122 (40%)	149	1.07	0.63-1.83
Idade do doente (idade > 35 anos)	35 (49%)	141 (46%)	176	1.14	0.66-1.96
Estado civil (Casado)	23 (32%)	84 (27%)	107	1.21	0.70-2.30
Profissão (Desempregado)	22 (31%)	63 (21%)	85	1.72	0.98-3.09
Nível de ensino (< secundário)	36 (51%)	153 (50%)	189	1.04	0.62-1.73
Papel na família (principal ganha-pão)	32 (45%)	148 (48%)	180	0.88	0.52-1.48
Viver a > 5 km do local	38 (54%)	34 (11%)	72	9.25	4.94-17.38

de tratamento

Caraterísticas	Resultado desfavorável	Resultado favorável	Total	Rácios	Intervalo de confiança
História do consumo de cigarros	20 (28%)	50(16%)	70	2.02	1.11-3.67
Historial de consumo de álcool	28 (39%)	139 (45%)	167	0.79	0.45 -1.37
Sabia que a tuberculose tem cura	65 (92)	297 (97)	362	0.36	0.13-1.04
Não sabia a duração do tratamento	23 (32)	35(11)	58	3.72	2.03-6.85
Classificação clínica (Cat 2)	8(11%)	26 (8%)	34	1.37	0.54-3.37
VIH positivo (n=246)	8(21%)	77 (37%)	85	0.45	0.18-1.10

Os inquiridos que viviam a mais de 5 quilómetros dos locais de tratamento da TB, os que desconheciam a duração do tratamento da TB e os inquiridos que tinham antecedentes de consumo de cigarros tinham cerca de 9, 4 e 2 vezes mais probabilidades de interromper o tratamento, respetivamente. O sexo do inquirido, a idade > 35 anos, o consumo de álcool, as suas caraterísticas sociais e as classificações clínicas, incluindo a co-infeção por VIH, não estavam associados à probabilidade de o doente interromper o tratamento.

4.6: Factores associados ao resultado do tratamento

Quadro 10a: Factores associados aos resultados do tratamento da TB entre os inquiridos

Caraterísticas dos inquiridos	Resultado do tratamento		Total	Rácios de probabilidades	Intervalo de confiança de 95%
	Resultado desfavorável	Resultado favorável			
Sexo do doente (Masculino)	7(44%)	142 (39%)	149	1.21	0.44-3.31
Idade do doente (idade > 35 anos)	9 (56%)	167 (46%)	176	1.50	0.50-4.58
Estado civil (Casado)	12 (75%)	259 (72%)	271	1.19	0.35-4.50
Profissão (Desempregado)	4 (25%)	81 (22%)	85	1.16	0.36-3.68
Nível de ensino (< secundário)	9 (54%)	180 (50%)	189	1.30	0.47-3.57
Papel na família (Principal ganha-pão)	7 (44%)	173 (48%)	180	0.85	0.31-2.33

Viver a > 5 Km do local de tratamento	9 (54%)	63 (17%)	72	6.10	2.11 - 14.18
História de consumo de cigarros	de 7 (44%)	63 (17%)	70	3.69	1.35- 10.28
Historial de consumo de álcool	10 (62%)	157 (43%)	167	2.18	0.77-6.12
Sabia que a tuberculose é curável	2 (13%)	14 (4%)	16	0.28	0.06-1.36
Não sabia a duração do tratamento	do 7 (44%)	63 (17%)	72	6.24	2.24- 17.38
Classificação clínica (Cat 2)	13(81%)	331 (91%)	344	0.41	0.11 - 1.50
Interrupção do tratamento	15 (94%)	56 (15%)	71	81.96	10.61 - 633.03
Estado de VIH (n=246)	1 (17%)	84 (35%)	85	0.37	0.04-3.23

A tabela mostra que a probabilidade de um resultado desfavorável (incumprimento e insucesso) do tratamento era 6 vezes maior entre os inquiridos que viviam a mais de 5 quilómetros dos locais de tratamento da TB, cerca de 4 vezes entre os que fumavam cigarros, 6,2 vezes entre os inquiridos que não tinham conhecimento da duração do tratamento da TB e 82 vezes entre os doentes que interromperam o tratamento. Não se verificou uma relação significativa entre os resultados desfavoráveis do tratamento e as caraterísticas demográficas, sociais e clínicas dos inquiridos.

4.7: Análise multivariada; Regressão logística incondicional

Tabela 9b: Factores associados à interrupção do tratamento

Prazo	AOR	95% C.I.	Coeficiente	P-Valor
Sexo (MaleZFemale)	1.88	0.68-5.15	0.63	0.221
Idade (> 35/≤ 35 anos)	0.80	0.34- 1.88	-0.22	0.610
Classe clinica. (Cat 2/Cat 1)	1.94	0.53- 7.13	0.66	0.318
VIH Positivo (SimZNão)	0.22	0.07 - 0.64	-1.52	0.006
Distância do local de tratamento (> 5 km/≤ 5 km)	14.08	5.53 - 35.83	2.64	0.000

Kew duração do tratamento (NoZYes)	5.28	11.96-14.21	1.66	0.001
Historial de consumo de álcool (SimZNão)	0.56	0.22 - 1.42	-0.57	0.222
História de consumo de cigarros (SimZNão)	3.55	1.23 - 10.21	1.27	0.019

O quadro mostra que viver a mais de 5 km do local de tratamento da TB, o desconhecimento da duração do tratamento e a história de consumo de cigarros continuam a ser factores determinantes independentes para a interrupção do tratamento da TB. Mostra também que a co-infeção por VIH parece ser protetora contra a interrupção do tratamento da TB (AOR: 0,22. 95% CI: 0,07 - 0,64). A idade do doente superior a 35 anos, a exposição anterior ao tratamento da TB (cat. 2), o facto de ser do sexo masculino e o consumo de álcool não foram associados de forma estatisticamente significativa à interrupção do tratamento.

Quadro 10b: Factores associados a resultados desfavoráveis (incumprimento e insucesso) do tratamento da TB

Prazo	Rácio de probabilidades ajustado	95% C.I	Coeficiente	Valor P
Sexo (MaleZFemale)	0.88	0.14-5.49	-0.13	0.89
Idade (> 35 /≤ 35 anos)	0.55	0.10-2.90	-0.60	0.48
Classe clínica. (Cat 2/Cat 1)	2.28	0.11 -45.26	0.82	0.59
VIH Positivo (SimZNão)	0.35	0.06 - 1.99	-1.04	0.24
Distância do local de tratamento (> 5 kmZ≤ 5km)	18.27	2.11 - 157.81	2.91	0.01
Conhecia a duração do tratamento (NoZYes)	18.48	1.82 - 187.18	2.92	0.02
Historial de consumo de álcool (SimZNão)	2.31	0.40 - 13.25	0.84	0.35
História de consumo de cigarros (Sim/Não)	23.89	2.40 - 237.38	3.17	0.01

A tabela mostra que os inquiridos que vivem a mais de 5 km do local de tratamento da TB, a falta de conhecimento da duração do tratamento e a história de consumo de cigarros continuam a ser factores determinantes independentes para o desfecho desfavorável do tratamento da TB. A probabilidade de resultados desfavoráveis do tratamento era 18 vezes maior entre os inquiridos que viviam a mais de 5 km do local de tratamento da TB e entre os que desconheciam a duração do tratamento e cerca de 24 vezes entre os fumadores de cigarros.

4.8: Factores dos prestadores de serviços associados ao resultado do tratamento da TB.

Quadro 11: Caraterísticas sociais e demográficas dos trabalhadores do sector da saúde

Caraterísticas dos trabalhadores do sector da saúde (n=76)		Frequência	%
Distribuições por sexo	Feminino	41	53.9
	Masculino	35	46.1
Ensino superior qualificação	Médico	12	15.8
	Enfermeira/parteira	20	26.3
	Saúde comunitária Funcionário	4	5.3
	Extensionistas comunitários no domínio da saúde	25	32.9
	Extensão de saúde comunitária júnior Trabalhadores	7	9.2
	Ambiental Responsável pela saúde	3	3.9
	Outros	5	6.5
Duração do trabalho em Local de tratamento da TB	< 6 meses	4	5.3
	6-12 meses	9	11.8
	> 12 meses	63	82.9

A maioria dos profissionais de saúde (53,9) era do sexo feminino. Cerca de um terço (32,9%) eram Agentes Comunitários de Saúde, os Médicos e as Enfermeiras / Parteiras representavam 15,8% e 26%, respetivamente. A maioria dos profissionais de saúde trabalhava na sua respectiva unidade de saúde há mais de um ano (82,9%).

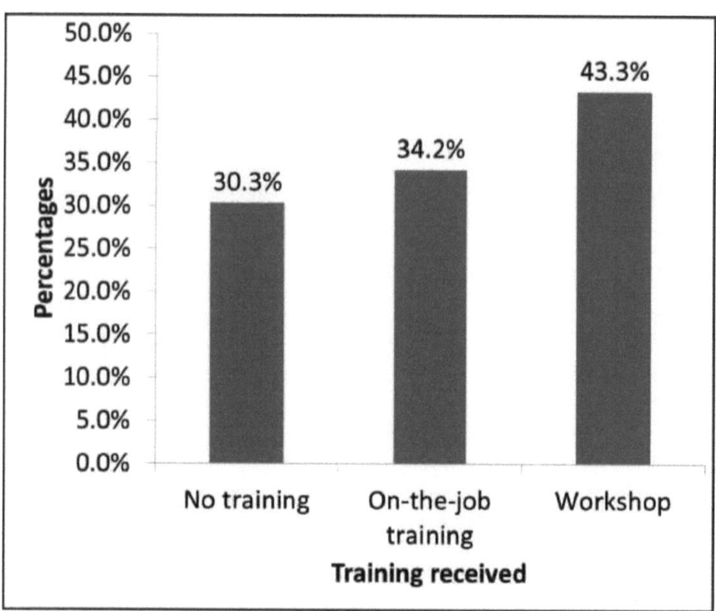

Figura 5: Distribuição dos profissionais de saúde por formação recebida para serviços de TB (n=76).

A formação para os serviços de controlo da TB sob a forma de workshops e de formação no local de trabalho foi recebida por apenas 43,3% e 34,2% dos inquiridos, respetivamente. Cerca de um terço (30,3%) dos inquiridos declarou não ter recebido qualquer tipo de formação sobre os serviços de controlo da TB.

Quadro 12: Conhecimentos dos profissionais de saúde sobre os serviços de controlo da TB

Conhecimentos para os serviços de controlo da tuberculose	Pobres N (%)	Justo N (%)	Bom N (%)	Total
Conhecimento da observação direta do tratamento da tuberculose	18(23.7)	26 (34.2)	32 (42.1)	76
Mensagens educativas no registo do doente	21 (27.6)	33 (43.4)	22 (28.9)	76
Mensagem educativa para o doente durante o tratamento	28 (30.8)	30 (31.5)	18(27.7)	76
Massagens educativas para evitar a falta de tratamento	31 (40.8)	23 (30.3)	22 (28.9)	76

O conhecimento dos profissionais de saúde sobre os serviços de controlo da TB era inferior à média. Apenas 42% tinham bons conhecimentos sobre o DOT, 28,9% sobre as mensagens educativas exigidas ao doente no momento do registo, 27,7% sobre a educação durante o tratamento e 28,9% para evitar o abandono do tratamento por parte do doente. Cerca de um quarto tinha conhecimentos insuficientes sobre os serviços de controlo da TB, sendo os piores sobre a educação do doente para evitar o abandono do tratamento (41%).

4.9: Conclusões dos debates dos grupos de discussão

4.9.1: Factores dos doentes associados ao resultado do tratamento da TB.

Tema 1: Conhecimento da tuberculose e das suas causas

Os participantes foram da opinião de que a TB é uma doença infecciosa com transmissão de pessoa para pessoa. Os modos de transmissão registados pelos participantes foram os seguintes

- Pelo ar

- Contacto com uma pessoa infetada

- Partilha de utensílios

A maioria conhecia a tuberculose como uma doença grave que pode levar à morte da vítima. No entanto, havia opiniões divergentes sobre a causa da tuberculose. Alguns dos participantes disseram que não sabiam a causa da doença, enquanto outros mencionaram as seguintes causas

- Ingestão de leite de vaca mal cozinhado

- Mau fumo ou produto químico foi a opinião de um participante que trabalha numa fábrica de produtos químicos

- Demasiado frio que excede um certo nível que o corpo pode suportar.

- Viver ou dormir no mesmo quarto com alguém que tenha tuberculose.

Citações de alguns membros

- "A tuberculose é uma doença mortal que mata a vítima se não for tratada corretamente" (*participante do sexo feminino*).

- "Sou vítima do consumo de álcool e partilho os copos com muitas pessoas nas cervejarias, acho que apanhei o vírus de um dos copos da cervejaria" (*participante do sexo masculino*)

Tema 2: Crenças comuns sobre a tuberculose

A maioria dos participantes notou que as suas crenças sobre a doença tinham mudado devido à educação que receberam dos profissionais de saúde. No entanto, a maioria dos membros da comunidade ainda acredita que a tuberculose é uma doença de Deus e que está intimamente relacionada com o VIH. De acordo com uma participante "nesta era do VIH, as pessoas acreditam que quando se tem tuberculose se tem automaticamente SIDA porque faz com que a pessoa emagreça" (*participante do sexo feminino*)

Também foram da opinião de que a TB pode afetar qualquer pessoa, jovem ou idosa, agricultores, artesãos, trabalhadores de colarinho branco, homens e mulheres.

Tema 3: Problemas que a doença da tuberculose causou ao doente

A maioria dos participantes era de opinião que a doença tinha afetado muito a sua atividade normal e a relação com outras pessoas devido à fraqueza corporal que provoca e ao medo da doença.

Citações de alguns participantes;

- "Perdi quase todos os meus clientes" (*um comerciante*).

- "Fui aconselhado a não entrar e ensinar os alunos até ser declarado curado da doença" (*um professor do ensino primário*).

- "Já não consigo tomar conta da casa ou fazer o trabalho doméstico" (*uma mulher doméstica*).

- "As pessoas fogem de mim" (*uma participante do sexo feminino*).

Tema 4: Opinião dos doentes sobre os medicamentos contra a tuberculose

Os participantes tinham opiniões diferentes sobre os medicamentos. A maioria dos participantes referiu que os medicamentos são bons e eficazes para melhorar a sua saúde. Os motivos que os levaram a tomar os medicamentos foram os seguintes

- Para ser curado da doença

- Para se manter vivo

- Para ficarem bem e voltarem ao trabalho As suas principais preocupações prendiam-se com o tamanho e o número de comprimidos que tinham de tomar na fase intensiva do tratamento.

Citações de alguns participantes sobre as drogas e os motivos que os levaram a tomá-las;

- "Eu não achei fácil, sou um tipo de pessoa que não gosta de tomar comprimidos, na verdade prefiro injecções. Tomar quatro (4) comprimidos todos os dias era demasiado para mim" (*participante do sexo feminino*).

-    "Os comprimidos são demasiado grandes, mas são suaves para serem fáceis de engolir" (*participante do sexo feminino*)

-    "Não me foi fácil usar os medicamentos, são demasiado grandes. Cansei-me dos medicamentos e quis parar o tratamento. Houve uma altura em que me apercebi do sabor desagradável do medicamento na boca" (*participante do sexo masculino*).

-    "Tomo os medicamentos para ficar bem e poder voltar ao meu trabalho" (*participante do sexo feminino*).

Tema 5: Opinião sobre o "tratamento diretamente observado" na unidade de saúde

As opiniões gerais dos inquiridos foram sobre os inconvenientes e o custo do transporte para a unidade de saúde para o tratamento diretamente observado.

Citações de alguns membros:

-    "Pedem-nos para vir ao hospital tomar os medicamentos porque, quando nos dão os medicamentos para tomar em casa, muitos de nós não os tomam como indicado" (*participante do sexo feminino*).

-    "Quando se vai ao hospital, espera-se que se engula o medicamento no hospital, mas o funcionário dos serviços de saúde não nos dá água para engolir os medicamentos. Não consigo imaginar andar todos os dias com água numa garrafa ou numa saqueta no bolso porque estou a fazer tratamento para a TB" (*Participante masculino*)

-    "Por vezes, gostava de viajar durante uma ou duas semanas, mas não posso porque não quero perder o meu tratamento" (*participante do sexo feminino*)

-    "Tive de me ausentar do meu local de trabalho porque a minha entidade patronal não podia permitir que eu fosse todos os dias para o tratamento" (*participante do sexo masculino*)

Tema 6: Opiniões dos doentes sobre a forma como foram tratados pelos profissionais de saúde Os participantes tinham opiniões diferentes sobre a forma como estavam a ser tratados pelos profissionais de saúde. A maioria dos participantes elogiou os profissionais de saúde porque estes eram vistos como uma grande fonte de encorajamento para eles. No entanto, outros manifestaram a sua insatisfação com a atitude dos profissionais de saúde para com eles.

Citação de um membro

-    "Conhecemos os bons entre os profissionais de saúde, mas nem todos são bons. Viemos tomar os nossos medicamentos e esta senhora (profissional de saúde de serviço) ignorou-nos. Até dissemos que, se fosse a outra enfermeira, ela ter-nos-ia atendido num instante. Esta senhora queixa-se sempre do trabalho e nós, os doentes, não nos atrevemos a tentar queixar-nos, senão não há medicamentos para nós nesse dia" (*participante do sexo masculino*)

Tema 7: Opinião dos doentes sobre as formas de os ajudar a aderir ao tratamento durante o período necessário

As opiniões gerais centraram-se na observação direta do tratamento e das atitudes dos profissionais de saúde. A visita diária à clínica é um incómodo que afecta o seu trabalho; é também dispendiosa, porque têm de pagar o transporte, sobretudo em motas, para chegarem à clínica e receberem os medicamentos. Manifestaram a sua insatisfação com a forma e o modo como estavam a ser tratados por alguns dos profissionais de saúde, que consideravam demasiado rudes e antipáticos para com eles.

Citações de alguns membros

-      "Dêem-nos os medicamentos para um ou dois tomarem em casa para reduzir o custo do transporte diário para a unidade de saúde, afinal somos adultos e o nosso desejo é ficar bem" (*participante do sexo masculino*).

-      "Os profissionais de saúde deviam ter uma boa atitude para connosco, pois causam-nos mais problemas quando são rudes connosco" (participante do sexo masculino).

-      "O tratamento diário é pesado para nós; é dispendioso para nós deslocarmo-nos diariamente ao hospital   hospital   diariamente" (*Participante do sexo feminino*).

4.9.2: Factores dos prestadores de serviços associados ao resultado do tratamento.

Tema 1: Conhecimentos dos profissionais de saúde sobre o tratamento atual da TB A maioria dos participantes sabia que o tratamento atual da TB é o Tratamento Diretamente Observado (TDO); o TDO significa que o paciente ingere o medicamento na presença do profissional de saúde. O tratamento é gratuito para os doentes, mas estes têm de se deslocar diariamente à unidade de saúde para tomar os medicamentos.

Os participantes referiram a importância da estratégia DOT;

-      Monitorizar de perto o doente relativamente aos efeitos secundários do medicamento na fase intensiva do tratamento.

-      Para garantir que o doente toma os medicamentos

- Monitorizar a resposta dos doentes ao tratamento

- Avaliar a melhoria dos pacientes Citação de um membro;

- "A nossa experiência com medicamentos gratuitos é que os doentes não dão valor a coisas gratuitas. Vemos isso pela forma como lidam com os cartões de mão da TB. Alguns doentes são bastante descuidados com os cartões de mão porque são gratuitos; apertam-nos ou rasgam-nos poucos dias depois de serem emitidos porque são gratuitos. Isto reflecte-se nos medicamentos gratuitos. A observação direta do tratamento dá-nos a oportunidade de educar os doentes" (*participantes do sexo feminino*).

Tema 2: Razões percebidas pelos profissionais de saúde para a não adesão dos pacientes ao tratamento

A maioria dos participantes foi da opinião de que os doentes podem interromper ou faltar ao tratamento pelas seguintes razões

- Os doentes sentem-se melhor ou bem

- Pacientes que sofrem de efeitos secundários dos medicamentos.

- A ida diária à clínica para recolher os medicamentos é demasiado pesada para os doentes, especialmente para os que têm de percorrer longas distâncias

- Má educação dos doentes pelos profissionais de saúde sobre o tratamento.

- Os doentes que consomem álcool são mais susceptíveis de se esquecerem de ir buscar os seus medicamentos.

- Falta de apoio familiar aos doentes

Citações dos membros;

- "Penso que alguns doentes, depois de tomarem o medicamento durante dois ou três meses, sentem-se fortes e não querem continuar a tomar os medicamentos. Sentem que estão bem, por isso não precisam de continuar a tomar os medicamentos" (*participante do sexo feminino*).

- "Alguns doentes vêm buscar medicamentos devido à falta de transporte para o hospital" (*participante do sexo masculino*).

- "A melhoria da saúde e o desaparecimento dos sintomas são as principais causas de interrupção ou de abandono do tratamento, bem como os incómodos causados pelos efeitos secundários dos medicamentos" (*participante do sexo feminino*).

- "A minha experiência diz-me que alguns doentes que consomem álcool seguem os nossos conselhos para deixarem de o fazer, mas após dois meses de tratamento, sentem-se melhor e pensam que estão bem. Retomam os seus hábitos de consumo de álcool e esquecem-se de vir buscar os medicamentos" (*Participante masculino*)

Tema 3: Os profissionais de saúde aperceberam-se de formas de evitar que os doentes abandonem o tratamento

A maioria dos participantes foi da opinião de que os profissionais de saúde contribuem significativamente para a adesão ou não adesão dos doentes ao tratamento da TB. Os principais factores mencionados pelos participantes para garantir a adesão dos doentes ao tratamento foram os seguintes

- Aconselhamento e educação dos doentes sobre a doença e o tratamento da tuberculose

- Proximidade da unidade de saúde do local de residência do doente

- Disponibilidade dos profissionais de saúde no estabelecimento para atender os pacientes

- Atitude dos profissionais de saúde em relação aos doentes

Tema 4: Os profissionais de saúde aperceberam-se de formas de garantir que os doentes aderem ao tratamento da TB.

As opiniões dos profissionais de saúde sobre a garantia da adesão dos doentes ao tratamento centraram-se nas relações entre os doentes e os profissionais de saúde, na educação dos doentes e na proximidade da unidade de saúde em relação ao doente.

Cotação dos membros;

- "A atitude dos profissionais de saúde é muito importante; uma atitude hostil afugentará o doente. O profissional de saúde deve ser simpático com os doentes, porque se não formos simpáticos com eles de cada vez que vêm tomar os seus medicamentos, não ficarão livres" (*participantes do sexo feminino*).

- "Honestamente, já ouvi alguns doentes dizerem 'esta enfermeira é muito dura, não quero que ela me toque' e tornam-se selectivos. Por isso, se formos um prestador de serviços de TB e não lhes mostrarmos amor e preocupação, os doentes abandonam o tratamento, mesmo sabendo que é para o seu bem, porque não conseguem tolerar a má atitude do profissional de saúde" (*participante do sexo masculino*).

- "Se um doente interromper o tratamento e não conseguirmos localizá-lo rapidamente, devemos ser responsabilizados por esse fracasso" (participante do sexo masculino).

\- "Se registarmos os pacientes para receberem tratamento numa instituição que fica longe das suas casas, eles não serão consistentes no seu tratamento" (*participante do sexo masculino*)

Tema 5: Barreiras sentidas pelos profissionais de saúde à educação adequada dos doentes

A maioria dos participantes mencionou os seguintes aspectos como o principal desafio para uma educação eficaz dos doentes com TB;

\- Falta de conhecimentos dos profissionais de saúde sobre a tuberculose e o seu tratamento

\- Falta de capacidade de comunicação dos profissionais de saúde

\- Os profissionais de saúde com atitudes pouco amigáveis podem não ser capazes de educar um doente

\- Barreira linguística entre o profissional de saúde e os pacientes

Tema 6: Conhecimentos dos profissionais de saúde sobre as principais mensagens educativas dirigidas aos doentes aquando do diagnóstico e durante o tratamento

As opiniões dos participantes sobre a mensagem educativa dirigida aos doentes para garantir a adesão ao tratamento incluíam o seguinte

\- Adesão ao tratamento

\- Perigos da interrupção do tratamento antes da duração necessária

\- Medicamentos gratuitos e disponibilidade dos medicamentos

\- Curabilidade da doença

\- O que é a tuberculose

\- Como é que a tuberculose se transmite a outras pessoas

\- Higiene pessoal, especialmente evitar a expetoração indiscriminada

\- O doente torna-se não-infecioso com a adesão ao tratamento

Capítulo 5 - Debate

Esta secção destaca os factores relacionados com os doentes associados aos resultados do tratamento da TB. Os resultados deste estudo mostram que 19% dos doentes com TB interromperam o tratamento e 4% falharam ou abandonaram o tratamento. Revelou que vários factores evitáveis estavam associados aos resultados do tratamento da TB no Estado. O estudo explorou as caraterísticas demográficas do doente que influenciam o resultado do tratamento entre os doentes com TB. O nosso estudo revelou que havia mais homens (60,6%) do que mulheres entre os inquiridos. Este facto está em consonância com os relatórios de descoberta de casos do estado[9], onde se registaram mais casos do sexo masculino do que do sexo feminino. Os nossos resultados sobre os efeitos do género não revelaram qualquer diferença significativa nos resultados do tratamento, embora a estratégia de tratamento da TB não tenha sido concebida para ser específica do género. Os resultados têm uma relação direta com a adesão do doente ao tratamento. Em contextos em que os homens fornecem o apoio para a manutenção da família, é mais provável que tenham empregos remunerados e podem ter dificuldade em faltar ao trabalho para poderem frequentar o tratamento da TB. Os nossos resultados contrastam com os resultados do Bangladesh e da Índia, que mostraram que os melhores resultados se verificaram mais entre as mulheres devido a uma melhor adesão ao tratamento. [28, 60] Do mesmo modo, numa análise de nove anos dos resultados do tratamento da TB em Ilorin, no centro da Nigéria, efectuada por Salami e colegas, descobriram que os homens tinham menos probabilidades de aderir ao tratamento, o que conduzia a resultados mais fracos do que as mulheres.[31]

A idade é um fator importante que influencia a ocorrência de doenças, incluindo a tuberculose. Embora se saiba que a TB é mais prevalente nos idosos nos países desenvolvidos, afecta sobretudo o grupo etário produtivo nos países em desenvolvimento.[32] Os resultados deste estudo apoiam o agrupamento dos inquiridos nos escalões etários ativamente produtivos, com uma média de 37,6 ± 13,5 anos. A idade dos doentes não foi associada de forma estatisticamente significativa à interrupção e aos resultados desfavoráveis do tratamento. Esta conclusão contrasta com o estudo de WU et al. em Taiwan, que revelou que a idade era um fator determinante importante do resultado do tratamento da TB. Os autores referiram que os doentes idosos tinham piores resultados do tratamento porque necessitavam de apoio adicional para aceder ao tratamento da TB.[33] Além disso, num estudo de controlo de casos na China, Ai et al demonstraram que a idade superior a 60 anos estava significativamente associada à não cura dos doentes com TB.[61] Esta diferença observada pode dever-se ao facto de a maioria dos inquiridos no nosso estudo ser mais jovem, com uma idade média de 37,6 ± 13,5 anos, e mais de três quartos (77,1%) terem quarenta anos ou menos.

A classificação clínica dos doentes neste estudo, especialmente dos doentes que tinham sido anteriormente expostos a tratamento anti-TB, não foi associada de forma estatisticamente significativa à interrupção e ao resultado desfavorável dos tratamentos, embora tenha revelado que os doentes da categoria 2 tinham mais probabilidades de interromper o tratamento (OR 1,37) e também mais probabilidades de falhar o tratamento (OR; 2,4) do que os doentes da categoria 1. Os nossos resultados não estão de acordo com as conclusões de Jha et al[62] sobre os factores de risco para o incumprimento do tratamento entre os doentes com tuberculose em re-tratamento na Índia e Amoran et al[63] sobre o padrão de incumprimento entre os doentes com tuberculose em terapia diretamente observada em centros rurais de cuidados de saúde primários na Nigéria, os seus resultados revelaram que os doentes com antecedentes de tratamento da TB (Cat 2) tinham maior tendência para falhar o tratamento subsequente, o que conduzia a resultados de tratamento desfavoráveis.

O VIH é um fator conhecido com efeitos negativos na TB, incluindo o resultado do tratamento[64] , razão pela qual se tornou parte integrante dos serviços de controlo da TB. Este estudo revelou que, apesar de mais de um terço (34,9%) dos inquiridos não ter sido rastreado para o VIH, 34,6% dos que foram rastreados eram seropositivos. A prevalência no nosso estudo é mais elevada do que a prevalência nacional de 25% registada em 2010.[65] O inquérito sentinela mostrou que a prevalência do VIH no Estado tinha aumentado de 2,2% em 2008 para 7,7% em 2010.[66] Um relatório da OMS mostrou que a co-infeção TB/HIV era um fator importante associado à interrupção do tratamento, levando a um elevado incumprimento[64] e Ai X et al, num estudo de coorte sobre os factores de risco para um mau resultado do tratamento na China, também observaram que as condições co-mórbidas, incluindo o VIH, eram o principal fator determinante da não cura entre os doentes.[61] No entanto, não encontrámos uma relação significativa entre a co-infeção pelo VIH e o resultado do tratamento dos doentes; pelo contrário, o nosso estudo revelou que a co-infeção pelo VIH era um fator de proteção contra o insucesso e o abandono do tratamento (OR = 0,45). A conclusão contrastante do nosso estudo sugere a presença de outros factores que podem não ter sido explorados no nosso estudo.

As caraterísticas sócio-demográficas dos doentes influenciam o seu comportamento, incluindo a adesão ao tratamento da TB. Verificámos que a maioria dos inquiridos era casada (72%) e tinha um emprego remunerado (77,5%). Estes grupos, especialmente as mulheres casadas, são muito importantes no controlo da TB. A estratégia DOTS utiliza o tratamento ambulatório da TB, que exige que os doentes se desloquem diariamente à clínica para tomar os medicamentos. A visita diária à clínica tem o potencial de interferir com a vida familiar normal, especialmente no caso das mulheres, que podem ter de pedir autorização aos maridos.[67] Além disso, a doença e o seu tratamento também são susceptíveis de interferir com o trabalho normal dos doentes, especialmente entre os trabalhadores por conta de outrem. O resultado deste estudo não foi congruente com os resultados obtidos na cidade de Bangalore por Vijay et al, que encontraram uma associação estatisticamente significativa entre o estado civil dos doentes e a sua adesão ao tratamento da TB. Os incumpridores eram mais numerosos entre os doentes casados do que entre os que não eram casados.[68] Do mesmo modo, os doentes que se dedicam a actividades comerciais, particularmente as que os levam para fora da cidade, e os que cultivam para viver podem ter tendência a esquecer o tratamento, especialmente quando os sintomas da doença diminuem com o tratamento.

Outros factores sociodemográficos com potencial efeito sobre a interrupção do tratamento e o resultado do tratamento são o nível de escolaridade do doente, porque se espera que as pessoas com formação académica tendam a compreender a importância do tratamento do que as pessoas sem formação académica. Não encontrámos uma relação significativa entre o nível de educação dos doentes e o resultado do tratamento.

Os factores comportamentais dos doentes, como o consumo de álcool e o consumo de cigarros, afectam a sua adesão ao tratamento, incluindo os resultados dos tratamentos. O nosso estudo mostrou que 44% e 18% dos inquiridos consomem álcool e fumam cigarros, respetivamente. O efeito do consumo de álcool na adesão dos doentes ao tratamento foi referido em estudos efectuados no Uzbequistão[67] e na cidade de Bangalore.[68] Os investigadores observaram que os alcoólicos tinham mais probabilidades de faltar ao tratamento. Um estudo realizado na Índia também implicou factores relacionados com o trabalho e o consumo de álcool na não adesão ao tratamento.[69] Esta foi também a opinião dos profissionais de saúde no debate do grupo de discussão, que acusaram o consumo de álcool pelos doentes de ser a principal razão para a não adesão ao tratamento. Os profissionais de saúde eram da opinião de que os doentes que consomem álcool tendem a esquecer-se de ir à clínica buscar os medicamentos ou de os tomar na altura devida. A associação não significativa entre o consumo de álcool e a interrupção e o resultado desfavorável do tratamento no nosso estudo pode ser causada por alguns factores não explorados. Os dados foram extraídos através de auto-relato dos inquiridos e não com base em testes de biomarcadores de álcool no organismo. No entanto, o nosso estudo revelou que o consumo de cigarros estava significativamente associado à interrupção do tratamento (AOR: 3,55, 95% CI: 1,23 - 10,21) e ao incumprimento ou insucesso do tratamento (AOR: 23,89, 95% CI: 2,40 -

237,36). Sabe-se que o consumo de cigarros danifica os pulmões e suprime as respostas imunitárias adaptativas individuais, afectando a resposta dos doentes ao tratamento da TB.[39] Tachfouti et al, no seu estudo em Marrocos, referiram que os insucessos do tratamento eram mais elevados entre os doentes que fumavam cigarros do que entre os não fumadores.[40] Santa et al também referiram que o tabagismo é um fator de previsão de maus resultados do tratamento da TB no seu estudo realizado na Índia.[41]

O acesso ao tratamento da TB, especialmente à observação direta diária do tratamento (DOT), é influenciado pela proximidade da unidade de saúde em relação aos pacientes. Apesar de o tratamento da TB ser gratuito, os doentes que vivem a uma grande distância da unidade de saúde terão de suportar os custos de transporte para aceder aos serviços gratuitos. O nosso estudo mostrou que 19% dos doentes viviam a mais de cinco (5) km dos centros de tratamento da TB e as principais razões para a interrupção do tratamento foram atribuídas à falta de transporte e à longa distância da unidade de saúde por 40% dos inquiridos. O estudo também revelou que os doentes que viviam a mais de cinco quilómetros dos centros de tratamento tinham nove vezes mais probabilidades de interromper o tratamento (OR: 9,25, 95% CI: 4,94 - 17,34) e seis vezes mais probabilidades de faltar ou falhar o tratamento (OR: 6,10, 95% CI: 2,11 - 14,18). Esta constatação é apoiada pelos motivos de interrupção do tratamento por parte dos doentes. Os nossos resultados são consistentes com os relatados por O'Boyle et al na Malásia, que revelaram que o custo do transporte e o tempo de deslocação para um centro de tratamento são os principais factores que influenciam a adesão ao DOTS.[35] Kandel et al também encontraram razões para os doentes interromperem o tratamento da TB numa unidade de saúde na Província do Cabo Oriental, na África do Sul, incluindo a falta de dinheiro para o transporte e a longa distância até ao local de tratamento da TB.[52]

O desaparecimento dos sintomas é um forte indicador da melhoria clínica da doença e uma medida da eficácia da terapia. É comum que os sintomas da TB desapareçam mesmo nas primeiras fases do tratamento, quando o doente está sob observação direta do tratamento, devido à qualidade dos medicamentos utilizados na Nigéria. Os doentes com conhecimentos inadequados sobre a duração do tratamento e a necessidade de continuar o tratamento durante o período correto, mesmo quando os sintomas desaparecem, podem pensar que estão curados e, assim, interromper o tratamento. Kaona et al, no seu estudo sobre a avaliação dos factores que contribuem para a adesão ao tratamento da TB em Ndola, na Zâmbia, revelaram que o facto de se sentirem bem era a principal razão para os doentes interromperem o tratamento.[70] O nosso estudo revelou que, embora uma elevada proporção (96%) dos inquiridos soubesse que a TB é curável, 25% dos doentes que interromperam o tratamento fizeram-no porque se sentiam bem e não tinham conhecimento da duração esperada do tratamento. Os doentes que não tinham conhecimento sobre a duração do tratamento tinham quatro vezes (OR = 3,72) de probabilidade de interromper o tratamento e seis vezes (OR = 6,24) de probabilidade de faltar ou falhar o tratamento. Na análise multivariada, também continuou a ser um fator determinante independente para o insucesso e o abandono do tratamento. Assim, o conhecimento dos doentes sobre a duração do tratamento pode ser considerado um indicador aproximado da qualidade do aconselhamento que lhes é oferecido pelos profissionais de saúde, que também depende dos conhecimentos dos profissionais de saúde sobre os serviços de controlo da TB e das suas competências de aconselhamento.

Sabe-se que as crenças dos doentes sobre as doenças, incluindo a tuberculose, e o seu tratamento influenciam a conformidade e a adesão dos doentes ao tratamento, incluindo o resultado. Um estudo realizado por Gebremariam et al na Etiópia demonstrou que os doentes com TB que acreditavam na cura da doença e na confiança nos profissionais de saúde aderiam ao tratamento, o que conduzia a um melhor resultado do tratamento.[23] A maioria dos participantes na discussão do grupo de discussão no nosso estudo era da opinião de que a TB é causada por germes e que se propaga de pessoas não tratadas para outras através do contacto direto, do ar e da partilha de copos e utensílios. Em contraste com as crenças dos participantes, estes opinaram que os membros da sua comunidade continuam a achar que a TB é uma doença de Deus e que está intimamente relacionada com o VIH. A associação entre a TB e o VIH pode aumentar o estigma da TB, com potenciais efeitos negativos na adesão dos doentes ao tratamento.

Apesar de acreditarem que a TB está associada ao VIH, a opinião geral era que os medicamentos para a TB eram capazes de curar a doença, como afirmou um participante.

Esta secção destaca os factores relacionados com os profissionais de saúde que determinam o resultado do tratamento da TB no Estado. A decisão dos doentes de manter o tratamento durante o período prescrito depende da ajuda que recebem dos profissionais de saúde, que também depende dos conhecimentos dos profissionais de saúde. Liefooghe et al, num ensaio aleatório sobre o impacto do aconselhamento na adesão ao tratamento de doentes com TB, referiram que o aconselhamento adequado dos doentes pelo profissional de saúde levou a uma redução de 13% nas taxas de incumprimento.[52] Os profissionais de saúde necessitam de conhecimentos adequados sobre a doença e as estratégias de controlo para aconselhar eficazmente os doentes. Verificámos que, embora a maioria (82,9%) participasse nos serviços de controlo da TB há mais de 12 meses, 30,3% não tinham beneficiado de formação no local de trabalho ou de um seminário sobre os serviços de controlo da TB. A média inferior da pontuação dos conhecimentos dos profissionais de saúde sobre os serviços de controlo da TB pode ter sido o reflexo da falta de formação. O fraco conhecimento dos profissionais de saúde afectará a comunicação eficaz com os doentes, incluindo a educação dos doentes pelos profissionais de saúde. Este facto foi corroborado pelos profissionais de saúde que participaram nas discussões dos grupos de discussão. Identificaram como um dos principais obstáculos à adesão dos doentes ao tratamento a educação incorrecta dos doentes por parte dos profissionais de saúde sobre a duração do tratamento.

A relação entre os profissionais de saúde e os doentes também é muito importante e tem influência na atitude dos profissionais de saúde para com os doentes. Os doentes que têm confiança no profissional de saúde são mais susceptíveis de seguir as suas instruções e de aderir à duração do tratamento. Por outro lado, os doentes que se sentem ameaçados, não amados ou respeitados pelos profissionais de saúde podem optar por não continuar o tratamento, o que leva à sua interrupção e, eventualmente, ao fracasso ou incumprimento do tratamento. Alguns estudos registaram o efeito das más relações entre os profissionais de saúde e os doentes nos tratamentos da TB. O'Boyle et al referiram que os doentes que sentem que não são tratados com respeito e empatia podem não completar o seu tratamento[35] e Comolote et al, no seu estudo sobre as razões para o incumprimento entre os doentes com TB em Madagáscar, também revelaram que os doentes que não cumpriram o tratamento alegaram que não lhes era permitido fazer perguntas quando eram aconselhados pelos profissionais de saúde.[24] Jaiswal et al. também observaram que as razões para os doentes que abandonaram o tratamento num estudo realizado na Índia foram atribuídas aos profissionais de saúde pelo seu comportamento e atitude desagradáveis para com eles, que descreveram como rudes e inúteis.[71] Estas conclusões são apoiadas pelos pontos de vista dos participantes nas discussões dos grupos de discussão no nosso estudo. Na sua opinião, a atitude negativa dos profissionais de saúde para com os doentes é um obstáculo fundamental à adesão dos doentes ao tratamento.

Conclusões e recomendações

Conclusão

Este estudo revelou que a falta de conhecimentos dos doentes sobre a doença e a duração do tratamento, o facto de viverem longe do local de tratamento da TB, o consumo de cigarros e o facto de os doentes interromperem o tratamento eram os principais factores dos doentes que afectavam os resultados do tratamento da TB. Além disso, a falta de conhecimentos sobre os serviços de controlo da TB devido à falta de formação e a sua atitude hostil para com os doentes com TB foram os factores dos profissionais de saúde que afectaram o tratamento da TB no Estado.

Recomendações

Com base nas nossas conclusões, apresentámos as seguintes recomendações;

1. O programa de controlo da tuberculose e da lepra do estado de Plateau deve reforçar as supervisões de apoio a nível das unidades de saúde, concentrando-se em aumentar os conhecimentos e as competências dos profissionais de saúde através de formação no local de trabalho sobre a gestão dos doentes.

2. O programa de controlo da tuberculose e da lepra do estado de Plateau, em colaboração com as agências parceiras que apoiam o controlo da tuberculose no país

deve dar formação a todos os profissionais de saúde em geral sobre os serviços de controlo da tuberculose, incluindo as comunicações interpessoais, a fim de garantir um aconselhamento adequado dos doentes para o tratamento e a prevenção da interrupção e do abandono do tratamento.

3. O programa de controlo da tuberculose e da lepra do estado de Plateau, em colaboração com os coordenadores dos cuidados de saúde primários nas LGAs, deve criar mais centros de tratamento da tuberculose, incluindo o envolvimento de estabelecimentos de saúde privados, para garantir uma maior difusão dos serviços, de modo a reduzir as distâncias de viagem e os custos para os doentes.

4. O programa de controlo da tuberculose e da lepra do estado de Plateau deve iniciar e apoiar os cuidados comunitários contra a tuberculose e a utilização de apoiantes do tratamento da tuberculose para tornar o tratamento mais conveniente para os doentes.

5. O programa de controlo da tuberculose e da lepra do estado de Plateau

deve iniciar um sistema de apoio ao transporte de doentes que acedem ao tratamento em zonas de difícil acesso.

6. O programa nacional de controlo da TB deve incluir a cessação do tabagismo entre os doentes com TB no programa de controlo da TB.

7. O programa nacional de controlo da TB deve realizar mais estudos para determinar o efeito da dose de cigarro fumado e da cessação do tabagismo nos resultados do tratamento da TB.

Referências

1.   OMS, Global tuberculosis control: epidemiology, strategy, financing: Relatório da OMS 2009.

WHO/HTM/TB/2009.411.

2.   Ministério Federal da Saúde, Abuja, Nigéria, Manual dos trabalhadores do programa nacional de controlo da tuberculose e da lepra, 5ª edição, setembro de 2008.

3.   OMS, Plano global de resposta à MDR-TB e à XDR-TB, WHO/HTM/TB/2007.387.

4.   Ministério da Saúde do Estado de Plateau, relatório do quarto trimestre, programa de controlo da tuberculose e da lepra do Estado de Plateau, janeiro de 2009.

5.   OMS, Implementing the Stop TB Strategy: a handbook for national tuberculosis control programs.

Genebra, Organização Mundial de Saúde, 2008. (WHO/HTM/TB/2008.401).

6.   OMS, Revised TB recording and reporting forms and registers - version 2006.   Genebra,   Organização   Mundial   de   Saúde,   2006. (WHO/HTM/TB/2006.373).

7.   OMS, The Stop TB Strategy: building on and enhancing DOTS to meet the TB-related Millennium Development Goals. Genebra, Organização Mundial de Saúde, 2006 (WHO/HTM/TB/2006.368).

8.   Vasankeri T, Holmstrom P, Ollgren J, Liipoker et al. Risk factors for poor TB treatment outcome in Finland: a cohort study. BMC Public Health 2007; 7:291.

9.   Ministério da Saúde do Estado de Plateau, relatório anual, tuberculose do Estado de Plateau

e o Programa de Controlo da Lepra 2011.

10. Organização Mundial de Saúde, TB/HIV Clinical Manual 2nd Edition, 2004; WHO/HTM/TB/2004.329.

11. Crofton J. Failure in the treatment of pulmonary tuberculosis: potential causes and their avoidance. Bull. Intern. Un. Tuberc. 1980; 55 (3-4): 93-99.

12. Organização   Mundial   de   Saúde,   International   Standards   for Tuberculosis Care (ISTC). Haia: Tuberculosis Coalition for Technical Assistance, 2006.

http://www.who.int/tb/publications/   2006/istc   report.pdf   acedido   em

06/02/2012

13. OMS, Adherence to long-term therapies: evidence for action. Genebra, Organização Mundial de Saúde, 2003.

14. OMS, Patients' Charter for Tuberculosis Care, http://www.who.int/tb/publications/ 2006/istc charter.pdf Acedido em 02/02/2012.

15. Munro SA, Lewin SA, Smith H, Engel ME, Fretheim A, et al. Adesão dos doentes ao tratamento da tuberculose: Uma revisão sistemática da investigação qualitativa. PLoS Med 4(7): 2007. e238. doi:10.1371/journal.pmed.004023.

16. Dye C, Williams B G, Espinal M A, Raviglione M C, Erasing the World's Slow Stain: Strategies to Beat Multidrug-Resistant Tuberculosis *Science* 15 de março de 2002; 295(5562). 2042-2046 *DOI:* 10.1126/science.1063814.

17. Zignol M, Hosseini MS, Wright A, Weezenbeek CL, Nunn P, Watt CJ, et al. Global incidence of multidrug-resistant tuberculosis. J Infect Dis. 2006; 194:479-85.

18. Donnelly John, A journey into the challenges and solution to stopping MDR-TB and XDR-TB, WHO/HTM/STB/2009.52.

19. Mushtaq M U, Majrooh M A, Ahmad W, Rizwan M et al. Conhecimentos, atitudes e práticas relativamente à tuberculose em dois distritos do Punjab, Paquistão. Int J Tuberc Lung Dis. 2010 Mar; 14(3):303-10.

20. Jittimanee SX, Nateniyom S, Kittikraisak W, Burapat C, et al. Social Stigma and Knowledge of Tuberculosis and HIV among Patients with Both Diseases in Thailand (Estigma social e conhecimento da tuberculose e do VIH entre pacientes com ambas as doenças na Tailândia). PLoS ONE. 2009; 4(7): e6360. doi:10.1371/journal.pone.0006360.

21. Fatiregun A. A, Ojo A. S, Bamgboye A. E, Resultados do tratamento entre doentes com tuberculose pulmonar em centros de tratamento em Ibadan, Nigéria Annals of African Medicine 2009; 8 (2):100-104.

22. Khan A, Walley J, Newell J, Imdad N. Tuberculosis in Pakistan: Socio-cultural constraints and opportunities in treatment. Soc Sci Med 2000; 50:247-54.

23. Gebremariam M K, Bjune G A, Frich J C, Barriers and facilitators of adherence to TB treatment in patients on concomitant TB and HIV treatment: a qualitative study (Barreiras e facilitadores da adesão ao tratamento da tuberculose em pacientes em tratamento concomitante da tuberculose e do VIH: um estudo qualitativo). BMC Saúde Pública. 2010;

10: 651.

24. Comolet, T. M, Rakotomalala R, Rajaonarioa H, Factores que determinam a adesão ao tratamento da tuberculose num ambiente urbano, Tamatave, Madagáscar Int J Tuberc Lung Dis 2(11):891-897.

25. Jaramillo E. Integrar o tratamento e a prevenção: O caminho para um controlo duradouro da tuberculose. Soc Sci Med 1999; 49:393-404.

26. Borgdorff MW, Nagelkerke NJD, de Haas PEW, van Soolingen D. Transmission of Mycobacterium tuberculosis depending on the Age and Sex of Source Cases.

American Journal of Epidemiology 2005. 154: 934-943.

27. Lienhardt C, Fielding K, Sillah J. S et al. Investigação dos factores de risco da tuberculose: um estudo de caso.

estudo de controlo em três países da África Ocidental. Jornal Internacional de Epidemiologia, 2005. 34(4):914- 923.

28. Karima F, Ahmed F, Begun I, Johnson E e Diwan VK, Diferenças entre homens e mulheres em várias fases clínicas do tratamento da TB. Int. J Tuberc Lung Dis, 2008; 12 (11). 1336-9.

29. Begum V, de Colombani P, Das Gupta S et al, Tuberculosis and patient gender in Bangladesh: sex differences in diagnosis and treatment outcome Int J Tuberc Lung Dis 2001 July; 5(7), 604-610.

30. Bashour H and Mamaree F Gender differences and tuberculosis in the Syrian Arab Republic: patients' attitudes, compliance and outcomes.

Jornal de Saúde do Mediterrâneo Oriental, 2003; 9(4). 757.

31. Salami A. K e Oluboyo P. O, Management outcome of pulmonary tuberculosis: a nine year review in Ilorin. West Afr. J. Med, 2003 junho; 22(2): 114-5.

32. Nardell, E A. Merck e a Biblioteca Médica Online dos Manuais Merck

http://www.merck.com/mmhe/inde x.html acedido em 27/07/2010.

33. Wu P, Chou P, Chang N, Sun W, Kuo H, Assessment of Changes in Knowledge and Stigmatization Following Tuberculosis Training Workshops in Taiwan [Avaliação das mudanças no conhecimento e na estigmatização após workshops de formação sobre tuberculose em Taiwan]. J Formos Med Assoc 2009; 108 (5): 349435.

34. Alburquerque WFPM, Ximenes RAA, Silva NL et al. fatores associados à falência do tratamento, abandono e óbito em uma coorte de pacientes com TB em Recife, estado de Permanbuuco, Brasil. Cad Saude Publica, 2007; (23); 10514.

35. O'Boyle S. J. O, Power J. J, Ibrahim M. Y, Watson J. P. Factores que afectam a adesão dos doentes à quimioterapia anti-tuberculose utilizando o tratamento diretamente observado, estratégia de curto curso (DOTS) Int J Tuberc Lung Dis 2002, 6(4):307-312.

36. Shargie EB, Lindtj0rn B (2007) Determinants of treatment adherence among Smear-positive Pulmonary Tuberculosis patients in Southern Ethiopia. PLoS Med 4(2): e37.

doi:10.1371/journal.pmed.004003.

37. Xu W, Lu w, Zhou Y, Shen H, Wang J. Adesão ao tratamento anti-tuberculose entre os doentes com tuberculose pulmonar: um estudo qualitativo e quantitativo. BMC Health Services Research 2009, 9:169 doi: 10.1186/14726963-9-169.

38. Bello SI Itiola OA Adesão aos medicamentos entre os doentes com tuberculose no Hospital Universitário da Universidade de Ilorin, Ilorin, Nigéria. Jornal Africano de Farmácia e Farmacologia 2010, 4(3), 109114.

39. Schneider NK e Novotny T E. Addressing smoking cessation in tuberculosis control (Abordar a cessação do tabagismo no controlo da tuberculose). Boletim do Órgão Mundial de Saúde 2007; 85(8):647-8.

40. Tachtouti N, Nejjari C, Benjelloun MC, Berraho M et al. Association between smoking status, other factors and tuberculosis treatment failure in Morocco. Int J Tuberc Lung Dis. 2011; (6):836-43.

41. Santha T, Garg R, Frieden TR et al, Risk factors associated with default, failure and death among TB patients, Int J Tuberc Dis. 2003 Feb;7(2):200-1.

42. Lonnroth K, Williams BG, Stadlin S, Aramillo EJ, Dye C. Alcohol use as a risk fator for tuberculosis - a systematic review. BMC Public Health 2008, 8:289 doi:10.1186/1471-2458-8- 289.

43. Selassie AW, Pozsik C, Wilson D et al. why pulmonary tuberculosis recurrence: a population based epidemiological study, Amn Epidemiol 2005 (1)5; 519-25.

44. OMS, Tuberculosis global facts, Organização Mundial de Saúde 2010, lillp.//www.who.int/tb/publications/

2010/factsheet tb 2010.pdf Acedido em 12/02/2012.

45. Bevilacqua S, Rabaud C, May T. Co-infeção HIV-Tuberculose. Ann Med Int, 2002, 153:113-118.

46. OMS, TB/HIV a Clinical Manual 2nd edition. Organização Mundial de Saúde, Genebra.

47. Harries A, Maher D, Graham S, TB/HIV a Clinical Manual 2nd edition 2004. WHO/HTM/TB/2004.329

48. Dimitrova B, Balabanova D, Atun R, Drobniewski F, Levicheva V Coker R, Health service providers' perceptions of barriers to tuberculosis care in Russia. Health Policy and Planning 2006; 21(4):265-274.

49. Mishra P, Hansen E. H, Sabroe S, Kafle K. K. A adesão é

associados à qualidade da interação profissional-paciente no Diretly Observed Treatment Short-course, DOTS. Patient Educ Couns. 2006 Oct; 63(1-2):29-37.

50. Tekel B, Mariam D. H, Ali A, Defaulting from DOTS and its determinants in three districts of Arsi Zone in Ethiopia, Int J Tuberc Lung Dis 6(7):573-579.

51. Kandel TR, Mfenyana K, Chandia J, Yogeswaran P. A prevalência e as razões para a interrupção do tratamento anti-tuberculose pelos pacientes do Centro de Saúde de Mbekweni no Distrito de King Sabata Dalindyebo (KSD) na Província do Cabo Oriental. SA Fam Pract 2008;50(6):47.

52. Liefooghe R, Suetens C, Meulemans H, Moran MB, De Muynck A. Um ensaio aleatório de

O impacto do aconselhamento na adesão ao tratamento de doentes com tuberculose em Sialkot, Paquistão Int J Tuberc Dis 1999, 3(12):1073-1080.

53. Dujardin B, Kegels G, Buve A, e Mercenier P. Tuberculosis control: did the program fail or did we frail the program? Tropical Medicine and International Health 1999; 2 (8):715-718.

54. OMS. O Plano Global para Acabar com a Tuberculose 2006-2015. 2006. Genebra. Organização Mundial de Saúde

55. Jin B.W, Kim S.C, Mori T, Shimo T, The impact of intensified supervisory activities on tuberculosis treatment, Tubercle and Lung Disease,1993; 74: 267272.

56. Ministério da Saúde do Estado, boletim de saúde do Estado de Plateau, 2008.

57. Ministério da Saúde do Estado do Plateau, Relatório anual do relatório de controlo da TBL do Estado do Plateau, 2011.

58. Ministério da Saúde do Estado do Plateau, Relatório anual do relatório de controlo da TBL do Estado do Plateau, 2006.

59. Daniel Wayne W. Bioestatística: uma base para a análise nas ciências da saúde. 7th edn. Universidade do Estado da Geórgia; John Wiley & Sons Inc, 1999.

60. Mukherjee A, Saha I, Sarkar A, Chowdhury R. Gender differences in notification rates, clinical forms and treatment outcome of tuberculosis patients under the RNTCP. Lung India : Órgão Oficial da Sociedade Indiana do Tórax. 2012;29(2):120-122.

doi:10.4103/0970-2113.95302.

61. Ai X, Men K, Guo L, Zhang T, Zhao Y et al Factores associados à baixa taxa de cura da tuberculose em áreas pobres remotas da província de Shaanxi, China: um estudo de caso-controlo. BMC Public Health 2010; 10:112 doi:10.1186/1471-2458-10- 112.

62. Jha UM, Satyanarayana S, Dewan PK, Chadha S, Wares F, et al. Risk Factors for Treatment Default among Re-Treatment Tuberculosis Patients in India, PLoS ONE 2006;5(1): e8873.

doi:10.1371/journal.pone.0008873 .

63. Amoran OE, Osiyale OO e Lawal KM. Pattern of default among tuberculosis patients on directly observed therapy in rural primary health care centers in Ogun State, Nigeria, Journal of Infectious Diseases and Immunity, 2011;3(5), 90-95.

64. OMS, Global tuberculosis control: epidemiology, planning, financing. Relatório da OMS 2009.

WHO/HTM/TB/2009.411.

65. Embaixada dos EUA, Nigeria Tuberculosis Fact Sheet, Secção Económica, Embaixada dos Estados Unidos na Nigéria. 2012.

http://nigeria.usembassy.gov acedido em 10/05/2012.

66. Departamento de Saúde Pública. Programa Nacional de Controlo da SIDA/DST, Relatório técnico, Inquérito Sentinela Nacional de Seroprevalência do VIH de 2010. Ministério Federal da Saúde, Nigéria.

67. Hasker E, Khodjikhanov M, Usarova S, Asamidinov U et al Incumprimento do tratamento da tuberculose em Tashkent,

Uzbequistão; Quem são estes incumpridores e porque é que não cumprem? BMC Infectious Diseases 2008; 8:97doi:10.1186/1471-2334- 8-97.

68. Vijay S, Balasangamcswara VH, Jagannatha P S, Saroja VN e Kumar P. Defaults among tuberculosis patients treated under DOTS in Bangalore city: a search for solution. Ind. J Tub., 2003; 50:185.

69. Jaggarajamma K, Sudha G, Chandrasekaran V, Nirupa C et al. Razões para o incumprimento entre os pacientes tratados no âmbito do Programa Nacional de Controlo da Tuberculose revisto (rntcp), distrito de Tiruvallur, sul da Índia. Indian J Tuberc 2007; 54:130-135.

70. Kaona F. A. D, Tuba M, Siziya S, e Sikaona L. Uma avaliação dos factores que contribuem para a adesão ao tratamento e o conhecimento da transmissão da TB entre os doentes em tratamento da TB. BMC Saúde Pública. 2004; 4: 68. doi: 10.1186/14712458-4-68.

71. Jaiswal A, Singh V, Ogden J A, Porter JDH et al. Adherence to tuberculosis treatment: lesson from the urban setting of Delhi, India. Tropical Medicine and International Health, 2003; 8(7): 625-633.

Anexos

Annex 1: Questionário para doentes com tuberculose

Factores associados aos resultados do tratamento entre os doentes com tuberculose pulmonar no estado de Plateau, Nigéria

Número da pergunta ------------------------

Secção A: Do registo central e do cartão de tratamento

1. Nome do doente: --

2. Número de registo do doente --------------------------

    /// -----------

Estado/LGA/Ano/Número do doente

3. Sexo do doente

[ ] Mulher

[ ] Homem

4. Idade do doente ----------------------------------- (em

anos)

5. Classificação clínica do doente

(*Assinalar a que se aplica*)

[Novo esfregaço positivo

[Novo esfregaço negativo

[ ] Recaída

[ ] Falha

[ ] RAD

[ ] Outros

6. Estado de VIH do doente

[ ] VIH Negativo

[VIH positivo

[ ] Desconhecido

7. Resultado do tratamento do doente

[Curado (*começar na pergunta 9*)

[ ] Tratamento concluído (*início em*

questão 9)

[ ] Insucesso (*começar na pergunta 9*)

[Incumprimento (*começar na pergunta 8*)

Secção B: Entrevista com os doentes

Data da entrevista (dd/mm/aa) -------------- // ------

Nome do entrevistador ----------------- Sinal ----------------

Consentimento do inquirido:

O meu nome é -------------------------------------- . Nós somos

A Comissão está a realizar um estudo sobre a doença da tuberculose e os serviços oferecidos para o seu controlo. O objetivo é encontrar formas de organizar melhor os serviços para os doentes de tuberculose no Estado.

Far-lhe-emos algumas perguntas e demorará 20 a 30 minutos. A sua participação é confidencial e todas as informações serão utilizadas exclusivamente para o estudo.

As suas respostas ajudar-nos-ão a avaliar os serviços e a melhorá-los no Estado do Planalto.

Obrigado por nos dar audiência.

8. Alguma vez interrompeu o seu tratamento?

[Sim

[ ] Não

9. Estado civil do doente

[ ] individual

[ ] casado

[ ] divorciado

[Separados

10. Profissão do doente

[Agricultura

[Escolaridade

[ ] Requerente / desempregado

[Funcionário público

[ ] Negociação

[Artesão

[ ] Outros especificar -------------------------------------

11. Nível de ensino mais elevado atingido:

[ ] Sem educação formal

[ ] Escola primária

[ ] Escola secundária

[ ] Pós-secundário

[Ensino do Alcorão

12. A que distância fica a unidade de saúde da sua casa?

[ ] ≤ 5 km

[ ] > 5km

13. O que acha que causa a tuberculose? (Assinale **todas as** opções aplicáveis) [ ] Feitiçaria/envenenamento

[De Deus

[ ] Por germe

[Não sabe

[Contacto com um doente com TB

[ ] Outras causas, especificar --

14. Como é que a tuberculose se propaga? (Assinale **todas as** opções aplicáveis)

[Não sei

[Aéreo

[ ] Através da alimentação

[Através da água

[Não sabe

[ ] Outros, especificar

15. Acha que pode ser curado da tuberculose?

[Sim

[ ] Não

[Não sabe

16. Acha que este tratamento pode curar a sua doença de tuberculose?

[Sim

[ ] Não

[Não sabe

17. Durante quanto tempo é suposto tomar o tratamento?

[ ] < 8 meses

[ ] 8 meses

[ ] > 8 meses

[Não sabe

18. Quais são os motivos que o levam a seguir o tratamento?

[Para evitar a propagação da doença a outras pessoas

[Ser curado da doença

[Forçado por um membro da família a tomar a droga

[Não tenho motivos para tomar os medicamentos

[ ] outros, especificar --

19. Qual destes papéis se aplica a si na sua família?

[Principal sustento da família

[Não é o principal ganha-pão, mas sustenta a família

[Mulher doméstica

[ ] Dependente

20. Já alguma vez fumou um cigarro?

[Sim

[Não *(Passar à pergunta 25)*

21. Se "Sim", quando é que começou a fumar cigarros? - (em anos)

22. Quantas varas de cigarro fuma por dia? ------------------
     (número de paus)

23. Ainda fumas o cigarro?

[Sim

[ ] Não

24. Se "Não", quando é que deixou de fumar cigarros (em meses)?

25. Alguma vez tomou álcool?

[Sim

[ ] Não *(Fim do inquérito)*

26. Se "Sim", quando é que começou a
consumir álcool ------------------------ (em anos)
?

27. Ainda consome álcool?

[Sim

[ ] Não

28. Se "Não", quando é que deixou de consumir álcool?

[ ] < 6 meses atrás

[ ] 6 a 12 meses atrás

[ ] > há 12 meses

Obrigado por participar no estudo

Annex 2: Questionário para os profissionais de saúde nos locais de tratamento da TB.

Número da pergunta ------------------------

Data da entrevista (dd/mm/aa) --------------------//-----

Nome do entrevistador ------------------ Assinar --------------

Formulário de consentimento para os inquiridos:

Estamos a realizar um estudo sobre os factores associados ao resultado do tratamento entre os doentes com TB pulmonar no estado de Plateau. Gostaríamos de recolher informações junto do pessoal de saúde envolvido na gestão dos serviços de controlo da TB ao nível das instalações. A informação ajudar-nos-á a organizar e a oferecer melhores serviços aos doentes. Pedimos a vossa autorização para nos fornecerem as informações. Todas as informações são confidenciais e foram utilizadas apenas para o estudo. Obrigado por nos dar audiência

1. Nome do inquirido (facultativo) ------------------------------

2. Sexo do inquirido:

[ ] Mulher

[ ] Homem

3. Qualificação/Designação

[Médico

[Enfermeira registada

[Enfermeira/parteira

[ ] MASTIGAR

[ ] JCHEW

[ ] EHO

[ ] Outros especificar --

4. Há quanto tempo trabalha neste estabelecimento (*duração em meses*)? ---

5. Que formação recebeu durante a sua prática clínica para os serviços de controlo da TB?

[ ] Nenhum

[ ] oficina

[ ] formação no local de trabalho

6. Se recebeu formação, quando é que recebeu a formação?

[ ] < 6 meses atrás

[ ] 6 a 12 meses atrás

[ ] >12 meses atrás

7. O que significa a observação direta do tratamento (DOT) nos serviços de controlo da TB? --

8. Refira pelo menos **seis** mensagens-chave de educação para a saúde que transmite aos doentes com TB no momento do registo para tratamento?

i.

ii.

iii.

iv.

v.

vi.

vii.

9. Enumere pelo menos **seis** mensagens-chave de educação para a saúde que transmite a um doente com tuberculose durante o seu tratamento para o fazer aderir à longa duração do tratamento

i.

ii.

iii.

iv.

v.

vi.

vii.

10. Quando é que se diz que um doente não está a receber tratamento na fase intensiva do tratamento da TB?

[ ] O doente não toma o medicamento durante 2 dias

[ ] o doente não toma medicamentos durante 3 dias

[ ] o doente não toma o medicamento durante 7 dias

[ ] não sabe

11. Quando é que se diz que um doente com tuberculose ***de categoria 1*** deixa de receber tratamento na fase de continuação do tratamento da tuberculose?

[ ] O doente não toma o medicamento durante 7 dias

[ ] o doente não toma medicamentos durante 14 dias

[ ] o doente não toma o medicamento durante 28 dias

[ ] não sabe

12. Quando é que se diz que *um* doente com TB ***de categoria 2*** não está a receber tratamento na fase intensiva do tratamento da TB?

[ ] O doente não toma o medicamento durante 2 dias

[ ] O doente não toma medicamentos durante 7 dias

[ ] O doente não toma o medicamento durante 14 dias

[Não sabe

13. Na sua opinião, quais são as principais causas da não adesão do doente ao tratamento? (***Assinale todas as que se aplicam***);

[Efeito secundário dos medicamentos

[ ] Presença diária na clínica

[Falta de conhecimento dos doentes sobre a duração do tratamento

[Falta de medicamentos na unidade de saúde

[Atitude dos trabalhadores em relação ao doente

[Atitude do doente

[Falta de apoio ao doente por parte dos membros da família

[ ] Outros especificar ---

14. Como é que se pode evitar que o doente falte ao tratamento?

a.

b.

c.

d.

e.

f.

Obrigado por participar no estudo

Annex 3: Guia para discussões em grupos de discussão com doentes com TB

Apresentar-se

Introdução geral de todos os participantes Introdução do tema do debate e dos princípios gerais do debate (é um debate em que cada um é livre de se expressar, não há resposta certa ou errada).

- O que é que sabe sobre a tuberculose?

- Quais são as crenças comuns sobre a TB na sua comunidade?

- Quem são as pessoas que podem apanhar tuberculose?

- O que causa a tuberculose?

- Que problemas é que esta doença lhe causou?

- Qual é a sua opinião sobre os medicamentos que está a tomar para o tratamento da tuberculose?

- Porque é que toma este medicamento contra a tuberculose?

- Qual é a sua opinião sobre o atual protocolo de tratamento de "tratamento diretamente observado" na unidade de saúde?

- Como se sente em relação à forma como os profissionais de saúde o tratam?

- Na sua opinião, o que é que poderia ser feito para melhorar o tratamento do doente e para o ajudar a continuar o tratamento?

Anexo 4: Guia para discussões de grupos de discussão com os profissionais de saúde dos locais de tratamento da TB.

Apresentar-se

Introdução geral de todos os participantes Introdução do tema do debate e dos princípios gerais do debate (é um debate em que cada um é livre de se expressar, não há resposta certa ou errada).

- O que sabe sobre o tratamento atual da tuberculose?

- Qual é a sua opinião sobre o tratamento?

- O que é que acha que pode acontecer se um doente não for tratado corretamente?

- O que se entende pelo conceito de observação direta do tratamento?

- Que problemas estão associados à observação direta do tratamento?

- Na sua experiência, quais são os problemas enfrentados pelos doentes com tuberculose e respetivo tratamento?

- Na tua opinião, como é que os problemas discutidos podem ser resolvidos?

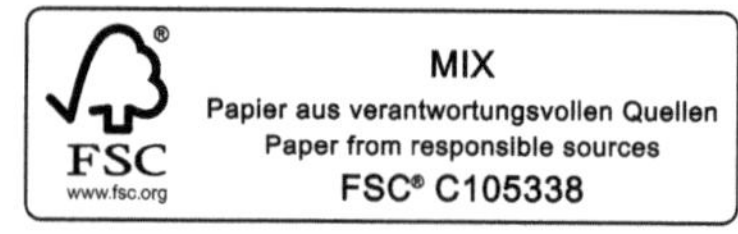

Printed by Books on Demand GmbH, Norderstedt / Germany